Susan Branson

ALLESKÖNNER ALOEVERA

Bibliografische Information der Deutschen Nationalbibliothek
Die Deutsche Nationalbibliothek verzeichnet diese Publikation in der Deutschen Nationalbibliografie. Detaillierte bibliografische Daten sind im Internet über https://dnb.de abrufbar.

Für Fragen und Anregungen
info@m-vg.de

Wichtige Hinweise
Dieses Buch ist für Lernzwecke gedacht. Es stellt keinen Ersatz für eine individuelle medizinische Beratung dar und sollte auch nicht als solcher benutzt werden. Wenn Sie medizinischen Rat einholen wollen, konsultieren Sie bitte einen qualifizierten Arzt. Der Verlag und die Autorin haften für keine nachteiligen Auswirkungen, die in einem direkten oder indirekten Zusammenhang mit den Informationen stehen, die in diesem Buch enthalten sind.

Ausschließlich zum Zweck der besseren Lesbarkeit wurde auf eine genderspezifische Schreibweise sowie eine Mehrfachbezeichnung verzichtet. Alle personenbezogenen Bezeichnungen sind somit geschlechtsneutral zu verstehen.

3. Auflage 2025

Türkenstraße 89
80799 München
Tel.: 089 651285-0

Übersetzung: Simone Fischer
Redaktion: Stephanie Kaiser-Dauer
Umschlaggestaltung: Pamela Machleidt, München
Umschlagabbildungen: Shutterstock/New Africa, Alexander Ryabintsev, Blan-k
Satz: Röser MEDIA GmbH & Co. KG, Karlsruhe
Druck: ScandBook, Litauen
Printed in the EU

ISBN Print 978-3-7423-1651-6
ISBN E-Book (PDF) 978-3-7453-1348-2
ISBN E-Book (EPUB, Mobi) 978-3-7453-1349-9

Wir produzieren nachhaltig
www.m-vg.de

Weitere Informationen zum Verlag finden Sie unter
www.rivaverlag.de
Beachten Sie auch unsere weiteren Verlage unter www.m-vg.de

Susan Branson

ALLESKÖNNER ALOEVERA

Behandlung von Beschwerden und Stärkung des Immunsystems

Natürliche Pflege von Haut und Haar

Pflanzliche Alternative zu Reinigungsprodukten

riva

Inhalt

Einleitung

Was ist Aloe vera?

Aloe vera ist eine sukkulente Pflanze, die mit zunehmendem Alter in Rosettenform wächst. Aloe hat lange, fleischige, grünlich graue Blätter, die beidseitig mit kleinen Zacken besetzt sind. Als mehrjährige Pflanze, die in tropischer Umgebung gedeiht, kann Aloe vera durch Eintopfen in gut entwässerten Sandboden und regelmäßiges Gießen leicht für die Verwendung in Innenräumen kultiviert werden. Steht sie in der vollen Sonne, wird die Aloe eine glückliche, gesunde Pflanze. Unter den richtigen Bedingungen können reife Aloe-Pflanzen röhrenförmige gelbe und orangefarbene Blüten in Trauben auf einem Blütenstiel bilden. Dies ist bei getopften Aloe-Pflanzen im Innenbereich oft schwierig zu erreichen.

Die Blätter der Aloe-Pflanze bestehen aus drei Teilen: aus einem geruchlosen und klaren inneren Gel, aus einem bitteren gelblichen Saft, der als Latex bekannt ist, und aus einer dicken äußeren Schicht oder Rinde. Die Pflanze enthält mehr als 75 biologisch aktive Substanzen, aus denen die Heilkraft der Aloe hervorgeht. Die meisten davon sind in dem inneren Gel enthalten. 99 Prozent dieser Schicht bestehen aus Wasser, wobei Kohlenhydrate, Vitamine, Mineralien, Proteine, Fette und Phenolsäuren das restliche Prozent ausmachen.

Der Latex enthält auch einige Verbindungen, die vorteilhaft sein können, die äußere Schicht dient jedoch hauptsächlich dem Schutz und dem Überleben der Pflanze.

Aloe vera wird in vielen Industriezweigen wie Pharmazie, Nutrazeutika, Kosmetik, Toilettenartikel und Lebensmittel verwendet. Aloe kann als ganze Pflanze, als geschnittenes Blatt, Gel, Saft, Pulver, Salbe oder als Nahrungsergänzungsmittel gekauft werden.

Die heilenden Eigenschaften der Aloe haben eine breite Anwendung gefunden, und die Pflanze gewinnt immer mehr an Ansehen, da zunehmend wissenschaftliche Studien veröffentlicht werden, die ihre positiven Auswirkungen auf eine Vielzahl von Gesundheitsproblemen belegen.

Die Geschichte der Aloe vera

Aloe stammt ursprünglich aus dem tropischen Klima Afrikas und wird auch heute noch in ähnlichen Umgebungen in Asien, Europa und Amerika angebaut. Man nimmt an, dass die Ägypter die Ersten waren, die diese Pflanze vor Tausenden von Jahren entdeckten und hoch schätzten. Aus dieser Zeit gibt es sogar zwölf Rezepturen zur Anwendung von Aloe vera in der medizinischen Behandlung verschiedener Beschwerden wie Würmern, Verbrennungen, Geschwüren und Hautkrankheiten. Diese Rezepturen wurden im *Papyrus Ebers* festgehalten, dem ältesten und wichtigsten medizinischen Dokument des alten Ägypten, das auf etwa 1550 vor Christus datiert. Die Aloe war so wertvoll, dass sie als „Pflanze der Unsterblichkeit“ bekannt wurde. Die Königinnen Nofretete und Kleopatra sollen sie genutzt haben, um ihre Schönheit zu betonen und noch zu steigern. Die Pharaonen wurden mit Aloe und Myrrhe einbalsamiert, um ihre Körper nach dem Tod zu konservieren. Aloe wurde auch unter ihre Grabkleidung gelegt, um die weitere Verwendung und den Genuss im Jenseits zu gewährleisten.

Bereits 600 vor Christus brachten Händler die Aloe und damit ihr Wissen über die therapeutische und kosmetische Verwendung nach Indien und in das übrige Asien. Zu dieser Zeit wurden das innere Gel und der Saft von der Rinde getrennt und zu Produkten für den Handel verarbeitet. Die ganzen Blätter wurden getrocknet und zu einem Pulver vermahlen. Die Beliebtheit der Aloe nahm im Laufe der Jahrhunderte zu, und auch heute noch ist sie ein begehrtes Handelsgut. Mahatma Gandhi, der berühmte indische Aktivist, der sich für die Bürgerrechte der Inder einsetzte, nannte die Aloe im letzten Jahrhundert als einen der Gründe, dass er während seiner langen Fastenperioden die Kraft bewahren konnte.

Vor 2000 Jahren berichtete Aulus Celsus, ein römischer Schriftsteller und Autor des wichtigsten Werkes für medizinisches Wissen jener Zeit, dass die Römer Aloe als Abführmittel verwendeten. Auch die Griechen setzten bereits Aloe vera ein, wie in Werken von Pedanios Dioskurides erwähnt wird, der feststellte, dass der bittere Saft derjenige Bestandteil der Aloe mit abführenden Eigenschaften war. Er empfahl die Aloe auch zur Reinigung des Magens, als Schlafmittel und zur Reinigung der Haut. Die Soldaten Alexanders des Großen trugen Aloe auf ihre Wunden auf, sodass diese nach der Schlacht heilen konnten. Alexander eroberte sogar die Insel Sokotra, wo die Aloe im Überfluss wuchs, sodass er bei Bedarf immer frischen Nachschub hatte.

Aloe wurde auch über Handel und Forschung nach Europa gebracht und spanische Jesuitenpater bauten Gärten voller Aloe an. Sie verteilten die Heilpflanze in ganz Europa, und man geht davon aus, dass sie für ihre Einführung in die Neue Welt verantwortlich waren. Christoph Kolumbus brachte Aloe an Bord seiner Schiffe, um Krankheiten und Wunden seiner Mannschaft zu heilen. Er nannte sie sogar eines der unentbehrlichen Nahrungsmittel des Menschen. Aber wie bei den meisten Nahrungsmitteln entdeckte man schließlich, dass die Wirksamkeit der Aloe nachlässt, wenn die Pflanze nicht mehr frisch ist. Ihre Beliebtheit begann in Gegenden zu schwinden, in denen die Pflanze nicht angebaut wurde. Später wurden die Wirkstoffe durch Verarbeitungstechniken erfolgreich stabilisiert, und der medizinische Wert der Aloe wurde wiederhergestellt. Das Interesse stieg erneut.

In den Vereinigten Staaten wurde die Aloe zunächst wegen ihres Latex vor allem von der Pharmaindustrie verwendet. Heute hat sie jedoch eine viel größere Bedeutung und ist in den üblichen Lebensmittelläden, bei Gesundheitsprodukteanbietern und auf Bauernmärkten zu finden. Die Aloe verspricht, den Körper zu nähren und zu verschönern, wird aber auch wegen ihres therapeutischen Potenzials immer bekannter. Die vielfältigen Verwendungsmöglichkeiten der Aloe, einst eher als Mythos abgetan, sind wieder in den Mittelpunkt des Interesses gerückt, da immer mehr Menschen von den seit Tausenden von Jahren beschriebenen Vorteilen überzeugt sind.

Warum der Hype?

Mit über 75 biologisch aktiven Verbindungen ist das therapeutische Potenzial der Aloe vera beträchtlich. Einige dieser Verbindungen können ihre Wirkung separat entfalten, das Zusammenwirken dieser Substanzen spielt aber wahrscheinlich eine größere Rolle bei der regenerativen Kraft der Aloe vera. Diese Pflanze kann Entzündungen lindern, das Immunsystem stimulieren und Bakterien, Viren und Pilze zerstören. Sie kann dabei helfen, Wunden zu heilen, Diabetes zu behandeln, das Wachstum von Tumoren zu unterbinden und Arthritis zu lindern. Eine der ältesten und meistgeschätzten Anwendungen der Aloe ist die Verwendung als allgemeines Tonikum zur Unterstützung des Magen-Darm-Trakts. Ob Verstopfung, Reflux oder Geschwüre: Aloe ist das Produkt der Wahl.

Der zu therapeutischen Zwecken verwendete Teil der Pflanze ist wichtig, um die beabsichtigten Wirkungen zu erzielen. Das klare innere Gel enthält die meisten bioaktiven Komponenten und kann frisch aus der Pflanze verwendet oder auch im Einzelhandel oder online gekauft werden. Einige Produkte enthalten nur das innere Gel, während andere sowohl das innere Gel als auch Latex beinhalten. Die Verbindungen in dem bittergelben Latex der Pflanze sind Darmreizstoffe und für die abführende Wirkung der Aloe verantwortlich. Der Latex sollte nur verwendet werden, wenn dies der beabsichtigte Zweck ist. Vielen kommerziellen Präparaten ist der Latex entzogen, sodass diese angewandt werden können, ohne dass man Angst vor vermehrtem Stuhlgang haben muss. Man sollte jedoch zuerst das Etikett sorgfältig lesen.

Ist die Einnahme von Aloe vera sicher?

Aloe vera wird meistens topisch auf die Haut aufgetragen, obwohl auch die orale Einnahme zunehmend häufiger wird. Die Aloe, die sowohl in Kosmetika als auch in Arzneimitteln enthalten ist, kann bei Verwendung in geeigneten Mengen bedenkenlos auf die Haut aufgetragen werden. Bei einigen Menschen kann es nach dem Auftragen von Aloe vera zu leichtem Juckreiz, Rötungen oder Brennen kommen. Dies könnte auf eine allergische Reaktion hindeuten, die allerdings wieder abklingt, wenn die weitere Anwendung eingestellt wird. Vorsichtshalber sollte man vermeiden, Aloe auf die Haut aufzutragen und gleichzeitig eine Steroidcreme zu verwenden. Die Absorption der Creme kann dadurch erhöht werden, was zu einer höheren Dosis als beabsichtigt führt.

Die orale Einnahme von Aloe ist in den empfohlenen Dosen kurzfristig unbedenklich. Bei den meisten Menschen scheinen keine unerwünschten Nebenwirkungen aufzutreten, in manchen Fällen ist jedoch Vorsicht geboten. So sollten stillenden Mütter und schwangere Frauen Aloe meiden, da sie mit einem erhöhten Risiko für Geburtsfehler und Fehlgeburten in Verbindung gebracht wird. Bei Diabetikern ist Vorsicht geboten, da Aloe den Blutzuckerspiegel senkt. Wenn Aloe zusammen mit Insulin oder hypoglykämischen Medikamenten eingenommen wird, kann der Blutzuckerspiegel zu tief sinken und muss daher sorgfältig überwacht werden. Dies gilt auch für die Einnahme von Kräutern und Nahrungsergänzungsmitteln. Chrom, Alpha-Liponsäure, Teufelskralle und Knoblauch sind einige wenige Substanzen, von denen man annimmt, dass sie die gleiche hypoglykämische Wirkung auf den Blutzucker haben. Personen, die Antikoagulanzien zur Verlangsamung der Blutgerinnung einnehmen, sind bei gleichzeitiger Einnahme von Aloe einem erhöhten Risiko von Blutungen und Blutergüssen ausgesetzt. Es wird auch angenommen, dass Aloe die Blutgerinnung verlangsamt und deswegen zwei Wochen vor einer Operation nicht eingenommen werden sollte. Die Kombination von Aloe mit anderen Kräutern, die die Blutgerinnung verlangsamen, muss sorgfältig erfolgen. Dazu gehören Gewürznelke, Knoblauch, Ingwer, Ginkgo und Kurkuma.

Der Latex aus den Blättern wird als Abführmittel verwendet, kann aber in hohen Dosen zu Problemen führen. Ein Gramm pro Tag über mehrere Tage hinweg kann tödlich wirken. Geringere Mengen können Bauchschmerzen, Krämpfe und Durchfall auslösen. Personen mit entzündlichen Darmerkrankungen oder jeglicher Art von Darmverschluss sollten sich von Aloe fernhalten. Aloe ist ein Darmreizmittel und verschlimmert derartige Zustände. Latex ist auch für Personen mit Hämorrhoiden (verstärkte Blutungen) und Nierenproblemen (Nierenversagen) problematisch. Herzpatienten, die Digoxin einnehmen, müssen Aloe-Latex meiden. Diesen Patienten wird in der Regel ein Diuretikum verabreicht, das den Kaliumspiegel im Körper verringern kann. Auch Aloe kann den Kaliumspiegel senken. Die Kombination dieser beiden Mittel kann daher das Risiko von Digoxin-Nebenwirkungen erhöhen. Die Einnahme von Aloe zusammen mit anderen Abführmitteln könnte das Risiko einer Dehydrierung und eines Mineralstoffverlustes mit sich bringen. Rizinusöl, Rhabarberwurzel, Sennesblätter und -schoten sowie Faulbaum sind einige Substanzen dieser Kategorie. Bei Einnahme zusammen mit oralen Medikamenten kann die Absorptionsrate des Medikaments verringert werden, wodurch es weniger wirksam wird. Dies könnte erhebliche Auswirkungen auf die Krankheitskontrolle und die Heilungszeit haben. Denken Sie daran, dass Aloe-Latex einzeln, in Kombination mit anderen Inhaltsstoffen oder als Extrakt aus dem Blatt erhältlich ist. Ganzblattpulver und -extrakte enthalten ebenfalls Latex. In den meisten Fällen kann der Latex gefahrlos als Abführmittel verwendet werden, aber es ist liegt in der Verantwortung des Verbrauchers, den eigenen Gesundheitszustand selbst zu beurteilen und die Verwendung von Medikamenten, Kräutern und Nahrungsergänzungsmitteln zu prüfen, um eine sichere und fundierte Entscheidung zu treffen.

Wie viel sollte man verwenden?

Die Menge Aloe, die jede Person täglich anwenden sollte, hängt von Körpergröße, Gesundheitszustand, Ernährung und dem Grund für die Einnahme ab. Hierbei ist es wichtig zu wissen, dass Aloe vera ein Naturprodukt und als solches nicht streng reguliert ist. Die Qualität hängt weitgehend vom Hersteller ab. Aloe sollte die erste Zutat sein, die auf dem Etikett aufgeführt ist, und auf der Verpackung sollte sich das Gütesiegel des International Aloe Science Council befinden. Dieses garantiert, dass das Produkt von hoher Qualität und Reinheit und richtig gekennzeichnet ist. Bei der Herstellung von Aloe-Produkten kann das gesamte Blatt gemahlen und gefiltert werden, um daraus Aloe-Saft herzustellen. Andere Hersteller wiederum entfernen die äußere Schale, spülen den Saft ab und verarbeiten dann das verbleibende innere Gel zu Saft. Der Saft kann konzentriert oder zu einem Pulver getrocknet werden.

Bei Einnahme gegen Verstopfung sollten Produkte verwendet werden, die den Latex enthalten. Dies kann ein Vollblattpulver, ein Nahrungsergänzungsmittel oder ein frisches Blatt sein. Eine wirksame Dosis liegt zwischen 100 und 200 Milligramm täglich bei empfohlener Einnahme am Abend. Der einfachste Weg, eine sichere und wirksame Dosis zu gewährleisten, ist jedoch die Verwendung von Nahrungsergänzungsmitteln unter Befolgung der Packungsanweisung.

Bei allen anderen Beschwerden sollte das innere Gel verwendet werden, bei dem der Latex entfernt wurde. In einer Studie wurden 42 Tage lang 15 Milliliter pro Tag oral ohne unerwünschte Nebenwirkungen verabreicht.[1] Auch noch höhere Dosen sind wahrscheinlich in Ordnung. Eine andere Studie zeigte, dass die tägliche Dosis von 100 Millilitern einer 50-prozentigen Aloe-Gel-Lösung über vier Wochen sicher war.[2] Die Erhaltungsdosis für Aloe-Saft beträgt 50 bis 100 Milliliter pro Tag. Diese kann je nach Bedarf verdoppelt oder verdreifacht werden. Es wird jedoch die niedrigste wirksame Dosis empfohlen.

1
Gesundheit

Grippe

Die saisonale Grippe ist eine durch Influenza-A- oder -B-Viren verursachte Atemwegserkrankung. Die Viren sind ansteckend, und man kann sich infizieren, indem man eine mit dem Virus kontaminierte Oberfläche berührt und das Virus auf den Mund oder die Nase überträgt. Wenn dies geschieht, nistet sich das Virus in der Schleimhaut ein und beginnt sich zu vermehren. Bei kontaminierten Personen, die husten oder niesen, wird das Virus über die Luft übertragen. Schon das Einatmen dieser Luft kann eine Infektion auslösen. Die Symptome können leicht oder schwerwiegend und in einigen Fällen sogar tödlich sein. Zu den Symptomen gehören Fieber, Halsschmerzen, laufende oder verstopfte Nase, Husten, Müdigkeit, Muskel- und Kopfschmerzen. Zu Beginn der Erkrankung (innerhalb der ersten 48 Stunden nach ihrem Auftreten) können antivirale Medikamente eingenommen werden, um die Dauer der Erkrankung um ein oder zwei Tage zu verkürzen und die Schwere der Symptome zu mindern.

Jedes Jahr entscheiden sich außerdem viele Menschen für eine Grippeimpfung, um der saisonalen Grippe vorzubeugen. Der Impfstoff garantiert jedoch nicht, dass die Geimpften nicht erkranken. Wer die Krankheit dennoch bekommt und wegen der möglichen Nebenwirkungen (einschließlich Übelkeit, Erbrechen, Durchfall und Kopfschmerzen) keine antiviralen Medikamente einnehmen möchte, kann Aloe vera zur Linderung der Symptome und zur Verringerung der Krankheitsdauer einnehmen. Als in einer Studie mehrere Stämme von Influenzaviren der Aloe-vera-Verbindung Aloe-Emodin ausgesetzt wurden, verloren sie ihre Fähigkeit, gesunde Zellen zu schädigen und sich zu vermehren.[3] Diese Maßnahmen können dazu beitragen, die Grippeinfektion unter Kontrolle zu bringen und die Symptome zu lindern. Aloe hat auch die Fähigkeit, die sekundäre Immunantwort zu verstärken, die Antikörper gegen Fremdpartikel wie das Grippevirus produziert.[4] Dadurch wird sichergestellt, dass alle nachfolgenden Begegnungen mit demselben Grippevirus keine weitere Infektion verursachen.

Zahnfleischentzündung

Die Gingiva ist der Teil des Zahnfleischs um die Zahnbasis, der erkranken und eine Zahnfleischentzündung (*Gingivitis*) verursachen kann. Das Zahnfleisch kann sehr leicht bluten, anschwellen und sich von rosa zu rot verfärben. Es beginnt sich zurückzubilden, woraufhin Karies entsteht. Gingivitis wird verursacht, wenn sich verhärteter Zahnbelag, genannt Zahnstein, unterhalb und oberhalb des Zahnfleischrandes bildet. Der Zahnstein ist voller Bakterien, und es sind diese Bakterien, die die Infektion auslösen. Auf den Zähnen bildet sich täglich Zahnbelag (Plaque), der jedoch durch tägliches Zähneputzen und Verwendung von Zahnseide leicht entfernt werden kann. Eine Gingivitis ist viel schwieriger zu beseitigen, wenn sie sich zu Zahnstein verhärtet. Diese Krankheit kommt häufig vor, und da die Symptome oft mild sind, wissen die meisten Menschen nicht, dass sie daran erkrankt sind. Eine professionelle Zahnreinigung ist hier erforderlich, gefolgt von einer guten Mundhygiene zu Hause.

Aufgrund der zunehmenden Resistenz gegen Antibiotika sind neue Behandlungsalternativen zur Beseitigung der Bakterien erforderlich. Naturprodukte mit antibakteriellen Verbindungen wie Aloe sind hier vielversprechend. Bei einer Studie wurden Patienten, bei denen die Plaque von einem Zahnarzt professionell entfernt worden war, in drei Gruppen eingeteilt. Alle durften vier Tage lang ihre Zähne nicht putzen, wurden aber gebeten, stattdessen Mundwasser zu verwenden. Die erste Gruppe erhielt Aloe-vera-Mundspülung, die zweite Chlorhexidin-Mundspülung (ein topisches Antibiotikum) und die dritte Gruppe Salzwasser. Die Patienten in der Aloe-Gruppe verzeichneten im Vergleich zu der Gruppe, die nur Salzwasser verwendete, eine signifikante Reduktion ihrer Plaque. Aloe war ebenso wirksam wie Chlorhexidin.[5] Eine andere Studie zeigte, dass eine Zahnpasta mit Aloe vera bei der Verringerung von Plaque und der Verbesserung der Symptome von Gingivitis ebenso gut funktionierte wie eine Zahnpasta mit dem antibakteriellen Wirkstoff Triclosan.[6]

Die Verwendung von Aloe-vera-Zahnpasta oder -Mundspülung kann Plaque wirksam beseitigen und Medikamente durch einen natürlicheren Behandlungsansatz ersetzen.

Candidose

Candidose ist eine Pilzinfektion, die durch den hefeähnlichen Candida-Pilz verursacht wird. Es gibt über 20 Candida-Arten, die den Menschen infizieren können, wobei *Candida albicans (C. albicans)* die häufigste ist. Diese Hefen leben normalerweise auf der Haut und auf den Schleimhäuten des Menschen und sind im Allgemeinen harmlos. Wenn sich die Bedingungen im Körper so verändern, dass eine für das Wachstum von Candida günstige Umgebung entsteht, können Infektionen des Mundes, der Vagina, der Harnwege, der Haut oder des Magens auftreten. Die häufigsten Ursachen für das Candida-Wachstum sind auf bestimmte Medikamente, Schwangerschaft, bakterielle Infektionen, Übergewicht oder ein überlastetes Immunsystem zurückzuführen. Vaginale Hefepilzinfektionen, weiße Läsionen auf der Zunge oder an der Wangeninnenseite, schmerzhafte Hautrisse an den Mundwinkeln oder verkrustete Hautausschläge an Fingern, Zehen oder Leiste sind Symptome der Candidose.

In der Regel werden für bis zu zwei Wochen Antimykotika verschrieben. Die Reduzierung von Zucker- und Hefeprodukten in der Ernährung und der Zusatz von Probiotika sind beliebte ergänzende Ansätze zur Beseitigung der Candidose. Diese alternativen Methoden können durch den täglichen Verzehr von Aloe vera erweitert werden. Das Extrakt aus frischen Aloe-vera-Blättern ist wirksam gegen Pilzerkrankungen und hemmt das Wachstum von *C. albicans* um 90 bis 100 Prozent.[7] Ein neuartiges Protein in Aloe-vera-Blattgel wurde sowohl als Candida-hemmend als auch als entzündungshemmend identifiziert.[8] Möglicherweise gibt es weitere derzeit nicht identifizierte Verbindungen in Aloe vera, die diese Eigenschaften ebenfalls aufweisen. Das Blattgel ist bei geringer Candida-Konzentration im Mund sogar noch wirksamer als das Antimykotikum Triclosan.[9] 170 Gramm Aloe-vera-Saft pro Tag können helfen, die Symptome der Candidose zu verringern und ein Überwachsen zu verhindern, das den ganzen Körper betreffen kann.

Knötchenflechte

Knötchenflechte *(Lichen ruber planus)* ist eine allergische Reaktion, die hauptsächlich den Mund betrifft, aber auch die Haut, die Speiseröhre und die Vaginalschleimhaut, also die Schleimhaut, die die Vaginalhöhle auskleidet. Diese Reaktion tritt bei etwa zwei Prozent der Bevölkerung und damit relativ häufig auf, am häufigsten sind jedoch Frauen über 50 Jahre betroffen. Die Knötchenflechte erscheint häufig als weißes, knötchenartiges, netzähnliches Muster. Diese milde Form findet sich meist an den Wangen und muss normalerweise nicht behandelt werden. Eine andere Form tritt als leuchtend rotes und entzündetes Gewebe am Zahnfleisch, an der Zunge und an den Wangen auf, was zum Verlust der obersten Schleimhautschicht führt. Schmerzen beim Essen und Trinken sind die Folge. In schweren Fällen können sich Geschwüre bilden, die chronische Schmerzen und Unwohlsein verursachen.

Zur Verringerung der Entzündung und zur Kontrolle der Symptome der Krankheit werden meist topische Kortikosteroide eingesetzt. Diese verursachen Nebenwirkungen wie Brennen, Juckreiz, Trockenheit und Reizung des Gewebes, auf das das Medikament aufgetragen wurde. Manchmal werden diese Steroide durch das Zahnfleischgewebe absorbiert und können unregelmäßigen Herzschlag, Müdigkeit, Stimmungsschwankungen oder verschwommenes Sehen verursachen.

Aloe vera hingegen bietet eine erheblich sicherere Alternative mit weitaus weniger und milderen Nebenwirkungen. Es wurde festgestellt, dass Aloe nach vierwöchiger Behandlung fast ebenso wirksam ist wie das Kortikosteroid Triamcinolonacetonid, wenn es darum geht, Schmerzen und Brennen im Mund von Patienten mit oraler Knötchenflechte zu lindern. Hier wurde eine klinische Verbesserung und Heilung der Läsionen inklusive einer Verkleinerung der Läsionsgröße beobachtet.[10] Eine achtwöchige Behandlung mit Aloe vera erwies sich als wirksamer als Triamcinolonacetonid bei der Verringerung der Anzeichen und Symptome der oralen Knötchenflechte.[11] Frauen mit Knötchenflechte der Vulva zeigten mit Aloe-Einsatz ebenfalls Verbesserungen. 82 Prozent der Patientinnen sprachen nach achtwöchiger Anwendung von Aloe-vera-Gel gut an, verglichen mit nur fünf Prozent in der Placebo-Gruppe.[12] In all diesen Studien erwies sich Aloe vera als sicher, gut verträglich und ebenso wirksam oder sogar wirksamer als Kortikosteroide.

Gürtelrose

Die Gürtelrose *(Herpes zoster)* ist eine Virusinfektion eines Nervenbereichs, die Schmerzen und einen Hautausschlag entlang der Haut verursacht, wo der betroffene Nerv liegt. Sie wird vom selben Virus verursacht, das auch Windpocken auslöst. Dieses Virus schlummert an der Basis der Nerven neben dem Rückenmark. Gürtelrose kann Jahre später reaktiviert werden und entlang des Nervs zur Haut wandern. Die Ursache dafür, dass das Virus nach Jahren der Ruhephase aktiv wird, ist unbekannt, aber man geht davon aus, dass ein geschwächtes Immunsystem daran beteiligt ist. Gewöhnlich ist nur ein Nerv auf einer Körperseite betroffen, manchmal aber auch zwei oder drei Nerven, die nahe beieinanderliegen. Die Brust, der Bauch oder der obere Teil des Gesichts sind häufig befallen. Das Band aus Schmerz und Ausschlag ist empfindlich, entzündet und juckt. Die Symptome verschwinden in der Regel nach zwei bis vier Wochen. Häufig werden Schmerzmittel, Antidepressiva und Antikonvulsiva gegen Nervenschmerzen, Steroide zur Verringerung der Entzündung und antivirale Medikamente gegen die Ausbreitung des Virus verabreicht.

Aloe vera kann dazu beitragen, die Dauer der Virusinfektion zu verkürzen, die Entzündung zu lindern, die Schmerzen zu reduzieren und den Juckreiz zu lindern. Es wird angenommen, dass das Varizella-Zoster-Virus, das für die Gürtelrose verantwortlich ist, anfällig für Aloe-Emodin ist, eine bekannte entzündungshemmende Verbindung, die in Aloe-vera-Blättern vorkommt. Als das Virus 15 Minuten lang bei Körpertemperatur (37 °C) mit Aloe-Emodin behandelt wurde, brach seine äußere Hülle auf, wodurch es deaktiviert wurde.[13] Diese Hülle wird für das Überleben der Viruszellen benötigt, damit sie weiterhin gesunde Zellen infizieren können.

Zum Auftragen sollten die Aloe-Blätter der Länge nach aufgeschnitten und das klare innere Gel und der gelbliche Saft ausgekratzt, miteinander vermischt und über die infizierte

Haut gestrichen werden. Der Saft enthält das Aloe-Emodin, das die Ausbreitung der Gürtelrose eindämmen kann. Der Saft und das Gel weisen zahlreiche weitere Verbindungen auf, die die Schwellung reduzieren, die Schmerzen und den Juckreiz lindern und die Heilung der Hautläsionen fördern können. Die Kombination aus Gel und Saft kann drei- bis viermal täglich auf die Haut aufgetragen werden.

Staphylokokkeninfektion

Es gibt über 30 Arten von bakteriellen Staphylokokkeninfektionen, die meisten werden jedoch durch *Staphylococcus aureus (S. aureus)* verursacht. Diese Bakterien sind für Hautinfektionen, Lungenentzündungen, Lebensmittel- und Blutvergiftungen sowie das toxische Schocksyndrom verantwortlich. Staphylokokken-Hautinfektionen treten am häufigsten auf und sind in der Regel harmlos. Sie sehen aus wie Pickel, Blasen oder Furunkel. Schwerere Infektionen können jedoch rote, geschwollene Ausschläge mit Eiter oder Ausfluss hervorrufen.

Viele Menschen tragen diese Bakterien ohne Symptome auf der Haut oder in der Nase. Die Bakterien gelangen durch Schnitte oder Schürfwunden in die Haut. Daher ist es wichtig, die Wunden sauber zu halten und sich regelmäßig die Hände zu waschen. Gelangen die Bakterien in den Körper und in die Blutbahn, können Infektionen in zahlreichen Organen auftreten und lebensbedrohlich werden.

Die Behandlung kleinerer Staphylokokkeninfektionen besteht in der Regel in der Verabreichung von Antibiotika oder in der Drainage infizierter Bereiche. Schwere Infektionen erfordern einen Krankenhausaufenthalt. Viele Arten von Staphylokokken sind jedoch gegen Antibiotika resistent geworden. Um diese allgegenwärtigen Bakterien weiterhin bekämpfen zu können, sind daher neue Behandlungen erforderlich.

Aloe vera ist ein vielversprechendes alternatives Naturprodukt zur Bekämpfung von Staphylokokkeninfektionen. Ein Aloe-Extrakt hemmte in hohem Maße das Wachstum von *S. aureus.*[14] Ein verlangsamtes Wachstum kann eine weitere Ausbreitung verhindern, sodass die Infektion selbstbegrenzend wird. In hohen Konzentrationen (50 bis 100 Prozent) hatte Aloe-vera-Gel eine ähnliche antibakterielle Wirkung gegen *S. aureus* wie die Antibiotika Ciprofloxacin und Ofloxacin.[15] Aufgrund dieses Wirksamkeitsnachweises ziehen manche Menschen Aloe als erste Abwehrmaßnahme oder in Kombination mit anderen Produkten zur Behandlung von Staphylokokkeninfektionen in Betracht.

Arthrose

Arthrose, auch Osteoarthrose genannt, ist die am häufigsten auftretende Gelenkerkrankung und betrifft in Deutschland etwa fünf Millionen Menschen. Dabei handelt es sich um einen fortschreitenden Gelenkverschleiß, der im Gegensatz zur Arthritis nicht durch eine Entzündung verursacht wird. Die Arthrose zeichnet sich durch eine Veränderung der Knochen- und Knorpelstruktur aus, die schließlich das Gelenk zerstören kann. Die Gelenke stellen die Verbindung zwischen den Knochen her, die unsere Bewegung ermöglichen. Sie werden durch Knorpel gepolstert, damit sich das Gelenk reibungslos und leicht bewegen kann.

Viele Menschen sind im Alter aufgrund natürlicher Abnutzung von dieser Erkrankung betroffen. Dabei spielt die erbliche Veranlagung eine Rolle, ebenso wie Verletzungen durch ein Trauma oder eine Krankheit. Die Betroffenen leiden an schmerzhaften, knarrenden, steifen und geschwollenen Gelenken. Ihre Bewegungsfreiheit ist eingeschränkt, insbesondere in den Händen, Füßen, der Wirbelsäule, den Hüften und Knien. Um einige der Symptome zu lindern, wird empfohlen, die Belastung des Gelenkknorpels zu reduzieren. Dazu gehören Gewichtsabnahme und das Vermeiden bestimmter gelenkbelastender Aktivitäten. Ziel der Behandlung ist es, die Schmerzen zu reduzieren, um eine einfachere Bewegung zu ermöglichen.

Es gibt Medikamente in Form von Pillen, Cremes, Gels, und sogar Injektionen in das betroffene Gelenk werden verabreicht. Diese können Nebenwirkungen wie Magen-Darm-Beschwerden, beispielsweise Magenverstimmung, Durchfall oder Geschwüre, verursachen.

Aloe vera wird seit Jahrhunderten zur Behandlung von Gelenkerkrankungen eingesetzt.[16] Aloe vera selbst wirkt entzündungshemmend und kann dazu beitragen, Schwellungen und damit verbundene Schmerzen zu reduzieren. Zusammen mit Medikamenten eingenommen, kann sie zudem störenden Auswirkungen auf die Verdauung entgegenwirken und das Magen-Darm-Gewebe beruhigen. Aloe vera wird weltweit häufig als ergänzende Therapie zur konventionellen medikamentösen Behandlung eingesetzt. 28 Prozent der Arthrosepatienten in Nigeria, die zusätzlich zu ihren Medikamenten pflanzliche Produkte einnehmen, entscheiden sich zur Verbesserung ihres Gesundheitszustandes für die Einnahme von Aloe vera.[17] Die Verwendung von Aloe vera wird hier wahrscheinlich von einer Generation zur nächsten weitergegeben. Nur Produkte, die wirklich wirksam sind, überdauern die Zeit, und die Langlebigkeit der Aloe zur Besserung der Arthrosesymptome ist ein Beweis für ihre Wirksamkeit.

Rheumatoide Arthritis

Rheumatoide Arthritis ist eine Autoimmunerkrankung, bei der das Immunsystem fälschlicherweise körpereigenes Gewebe angreift. Die Synovialschleimhaut der Gelenke nimmt stark an Volumen zu und wird von Entzündungszellen durchdrungen. Dieses neue Wachstum dringt in die Knochen ein, löst diese teilweise auf und verursacht mit der Zeit schmerzhafte Schwellungen und Gelenkdeformitäten. Die Symptome können sich auf andere, nicht gelenkartige Gewebe des Körpers ausbreiten.

Die Ursachen dieser Krankheit sind unbekannt, aber es wird vermutet, dass die Genetik in Kombination mit Umweltauslösern eine Rolle spielt. Diese chronische Krankheit ist nicht heilbar und wird meist medikamentös behandelt. Nichtsteroidale entzündungshemmende Medikamente, Steroide oder krankheitsmodifizierende Antirheumatika können verschrieben werden, um Schmerzen, Schwellungen und Gelenkschäden zu lindern. Zu den möglichen Nebenwirkungen zählen Verdauungsprobleme, Leber- und Nierenschäden, Herzprobleme, Knochenverdünnung, Diabetes, Gewichtszunahme und schwere Lungeninfektionen.

Aloe-Emodin gehört zu einer Familie von Verbindungen, die in Aloe vera vorkommen und entzündungshemmende und krebsbekämpfende Wirkungen zeigen.[18] Diese Verbindung wurde in einer Studie für drei Tage mit durch rheumatoide Arthritis veränderten menschlichen Synovialzellen – den aktiven Auslösern der Gelenkzerstörung – zusammengebracht. Aloe-Emodin verringerte die Anzahl lebensfähiger Synovialzellen und verursachte bei höheren Konzentrationen den synovialen Zelltod, indem es die Zellen daran hinderte, sich zu teilen und zu vermehren.[19] Dies führte bei Menschen mit rheumatoider Arthritis zu einer Verringerung des Volumens der Synovialzellen, die die Gelenke auskleiden, und zu einer Reduzierung von Gelenkschwellungen und Schmerzen.

Sodbrennen

Die gastroösophageale Refluxkrankheit (GERD), auch bekannt als Sodbrennen oder saurer Reflux, tritt auf, wenn Säure aus dem Magen in die Speiseröhre gelangt und einen brennenden Schmerz in der Brust verursacht. Wer an Sodbrennen leidet, wird feststellen, dass es nach dem Essen und in der Nacht oft schlimmer ist, da die Säure leichter die Speiseröhre hinaufwandert, wenn man sich bückt oder hinlegt.

Die meisten Menschen glauben, dass Sodbrennen durch zu viel Magensäure verursacht wird, aber in Wirklichkeit ist das Gegenteil viel häufiger der Fall. Zu wenig Magensäure bedeutet, dass der Magen härter arbeiten muss, um zu versuchen, die Nahrung aufzuspalten, sodass er heftiger bewegt wird, wodurch ein Teil der Säure nach oben schwappen kann. Wenn die Klappe, die die Speiseröhre vom Magen trennt, geschwächt ist, gelangt die Säure in die Speiseröhre und verursacht das brennende Gefühl von Sodbrennen.

Häufig werden rezeptfreie Medikamente eingenommen, um die Magensäure zu reduzieren oder zu neutralisieren. Diese Medikamente können Übelkeit, Verstopfung, Durchfall sowie Kopf- und Bauchschmerzen verursachen, die schlimmer erscheinen als das Sodbrennen selbst.

Aloe-vera-Saft kann helfen, die unangenehmen Symptome von GERD zu reduzieren. In einer klinischen Studie wurden Patienten mit GERD nach dem Zufallsprinzip mit Aloe-vera-Sirup, Omeprazol oder Ranitidin (Medikamente zur Behandlung von GERD) behandelt, um deren Wirkung auf Sodbrennen, Rückfluss, Blähungen, Aufstoßen, Schluckbeschwerden, Übelkeit, Erbrechen und saures Aufstoßen miteinander zu vergleichen. Nach vier Wochen verringerte Aloe vera die Symptome von Rückfluss, Schluckbeschwerden, Übelkeit, Erbrechen und saurem Aufstoßen in vergleichbarem Maße wie die Medikamente. Sodbrennen, Blähungen und Aufstoßen wurden ebenfalls reduziert, jedoch in geringerem Maße als bei Omeprazol und Ranitidin.[20]

Aloe ist ein sicheres und wirksames Produkt, das eine natürliche Alternative zu verschreibungspflichtigen Medikamenten darstellt, um GERD-Symptome zu reduzieren.

Magengeschwüre

Magengeschwüre oder Ulzera sind Löcher in der Schutzschicht von Magen, Dünndarm und Speiseröhre, durch die Wunden entstehen, die zu Magenschmerzen, Blähungen, Sodbrennen, Übelkeit und Unverträglichkeit von fetthaltigen Nahrungsmitteln führen können. Als Hauptursache wird eine Infektion mit *Helicobacter pylori (H. pylori)* vermutet. Weitere Faktoren, die dazu beitragen können, sind übermäßiger Gebrauch von Schmerzmitteln, Rauchen, Stress und starker Alkoholkonsum.

Sofern *H. pylori* bei Magengeschwüren vorhanden sind, wird eine Behandlung mit Antibiotika zur Abtötung der Bakterien durchgeführt. Oft werden auch Medikamente zur Neutralisierung, Hemmung oder Reduzierung der Produktion von Magensäure verschrieben. Der Gebrauch von Schmerzmitteln sowie das Rauchen und der Alkoholkonsum sollten stark reduziert oder eingestellt werden.

Es ist bekannt, dass Aloe vera magenschützende Wirkungen hat. Die Wirksamkeit von Aloe vera bei Magengeschwüren wurde durch Studien belegt. Magengeschwüre, die bei männlichen Ratten induziert wurden, verursachten bei diesen eine entzündete und geschädigte Magenschleimhaut. Als diesen Ratten Aloe vera verabreicht wurde, gingen die Entzündung und die Größe der Geschwüre zurück. Die Zellen, die den Magen auskleiden, vermehrten sich und produzierten neues, gesundes Gewebe.[21] Aloe vera senkt auch die Magensäureproduktion[22] und kann Magenschmerzen und Sodbrennen verringern. Zudem kann Aloe die Symptome von Magengeschwüren verbessern, die durch *H. pylori* verursacht wurden. Das innere Gel einer fünf Jahre alten Aloe-vera-Pflanze hemmte das Wachstum sowohl resistenter als auch anfälliger *H.-pylori*-Stämme.[23]

Aloe kann als eigenständiges Mittel zur Linderung der Symptome von Magengeschwüren oder in Kombination mit Antibiotika zur Behandlung von *H.-pylori*-Mageninfektionen, die zu Geschwüren führen, eingesetzt werden.

Escherichia-coli-Infektion

Escherichia coli (E. coli) sind Bakterien, die normalerweise im Darm von Menschen und Tieren leben. Viele Arten von *E. coli* sind harmlos und wichtig für die Gesundheit des Verdauungstraktes. Einige Arten sind jedoch krankheitserregend und verursachen blutigen Durchfall, Harnwegsinfektionen, Anämie oder Nierenversagen. Eine Ansteckung mit *E. coli* erfolgt beim Kontakt mit infizierten Personen oder Tieren sowie durch den Verzehr von Lebensmitteln oder Wasser, die die Bakterien enthalten. *E.-coli*-Bakterien können Fleisch während der Verarbeitung kontaminieren. Wird das Fleisch nicht bei mindestens 70 °C gegart, können die Bakterien überleben und den Konsumenten infizieren. Manchmal übertragen Kühe die Bakterien auf ihre Milch, wenn *E. coli* über das Euter gelangt. Sofern die Milch nicht pasteurisiert wird, leben die Bakterien weiter. Sogar rohes Obst und Gemüse können durch den Kontakt mit kontaminiertem Wasser oder mit Menschen *E.-coli*-Bakterien enthalten. Etwa drei Tage nach der Aufnahme von *E. coli* wird eine Lebensmittelvergiftung deutlich, wenn sich Symptome entwickeln. Sie klingen in der Regel nach etwa einer Woche von selbst ab.

Es gibt keine Möglichkeit herauszufinden, ob ein Lebensmittel *E.-coli*-Bakterien enthält, da die Nahrungsmittel normal aussehen und riechen. Der beste Weg, eine Infektion zu vermeiden, ist die Vorbeugung. Deshalb sollten alle Produkte vor dem Verzehr gewaschen und Fleisch und andere Lebensmittel bei der richtigen Temperatur erhitzt werden. Trotz aller Bemühungen bleiben diese Bakterien jedoch manchmal in unserer Nahrung aktiv und können dazu führen, dass wir uns sehr krank fühlen.

Aloe-Saft kann vor den unangenehmen Verdauungsstörungen schützen, die *E. coli* mit sich bringen kann. Frisch geschlüpfte Küken, denen Aloe-Saft verabreicht wurde, schieden den Großteil der *E. coli* über den Darm aus, und ihre Verdauungsgesundheit verbesserte sich erheblich,[24] wodurch auch die Ausbreitung dieser bakteriellen Infektion auf andere Küken und auf den Menschen reduziert wurde. Laborstudien, in denen Aloe-vera-Gel direkt auf das *E.-coli*-Wachstum getestet wurde, ergaben, dass Aloe vera ein starker Hemmstoff für die Fähigkeit der Bakterien ist, sich zu vermehren und zu verbreiten.[25]

Die Zugabe von Aloe-vera-Saft zur Ernährung einer Person kann potenziell alle schädlichen *E.-coli*-Bakterien in deren System eliminieren und die Verdauungsgesundheit verbessern.

Colitis ulcerosa

Colitis ulcerosa ist eine entzündliche Darmerkrankung, die eine lang anhaltende Entzündung in der innersten Auskleidung des Dickdarms verursacht. Die Symptome können je nach Lokalisation der Entzündung im Dickdarm variieren und sind in der Regel leicht bis mittelschwer mit Remissionsphasen. Einige Anzeichen einer *Colitis ulcerosa* sind blutiger oder eitriger Durchfall, rektale Blutungen, Bauch- oder Rektalschmerzen, Dringlichkeit oder Unfähigkeit zur Stuhlentleerung, Fieber, Müdigkeit und Gewichtsverlust. Zu den Behandlungsmöglichkeiten gehören entzündungshemmende Medikamente oder Immunsuppressiva. In schweren Fällen kann eine Operation zur Entfernung des Dick- und Enddarms erforderlich sein.

Aloe wird wegen ihrer entzündungshemmenden Wirkung häufig von Patienten mit entzündlichen Darmerkrankungen, einschließlich *Colitis ulcerosa*, verwendet. Jüngste Erkenntnisse unterstützen den Einsatz von Aloe zur Verbesserung der Symptome der *Colitis ulcerosa*. Die Patienten erhielten nach dem Zufallsprinzip vier Wochen lang zweimal täglich entweder Aloe-vera-Gel oder ein Placebo. Diejenigen in der Aloe-Gruppe hatten eine signifikant höhere Ansprechrate. Es kam bei mehr Patienten zu einer Besserung der Symptome, und eine größere Zahl ging in Remission. Bestimmte Aloe-Substanzen sind in der Lage, die Aktivität eines Enzyms zu reduzieren, das beim Fortschreiten der *Colitis ulcerosa* eine Rolle spielt. Dies geschieht unter anderem, indem sie die Rekrutierung von Entzündungszellen in das betroffene Gewebe des Dickdarms verhindern.[26]

Der Konsum von Aloe-Saft oder die tägliche Einnahme von Aloe-Nahrungsergänzungsmitteln kann die Entzündung lindern und die unangenehmen Symptome der *Colitis ulcerosa* reduzieren.

Nichtalkoholische Fettlebererkrankung

Die nichtalkoholische Fettlebererkrankung ist sehr weit verbreitet und zeichnet sich durch eine Anhäufung von Fett in den Leberzellen aus. Die Krankheit wird verursacht, wenn die Leberzellen durch eine Stoffwechselstörung oder Insulinresistenz geschädigt sind. Menschen mit hohem Blutdruck, hohen Blutfetten, Typ-2-Diabetes, einer abnormen Glukosetoleranz oder Übergewicht gehören zu den Risikopatienten. Es wird eine Kombination aus gesunder Ernährung und Bewegung empfohlen, um das Gewicht, den Diabetes und die Herz-Kreislauf-Gesundheit besser zu kontrollieren.

Aloe vera kann verwendet werden, um bei einer diagnostizierten Fettlebererkrankung den Fettgehalt in der Leber zu reduzieren. Aloe-vera-Gel, das diabetischen Ratten über einen Zeitraum von 21 Tagen verabreicht wurde, senkte die Werte von Cholesterin, Triglyceriden, freien Fettsäuren und Phospholipiden im Lebergewebe signifikant.[27] Andere Studien kamen zu dem Schluss, dass die Phytosterine in der Aloe für die Senkung der Leberfettkonzentration[28] verantwortlich sind, indem sie den Fettsäurestoffwechsel verbessern.[29]

Bei Personen mit einem Risiko für eine Fettlebererkrankung kann der Verzehr von Aloe-vera-Gel oder -Nahrungsergänzungsmitteln ein wirksames Mittel sein, um den Fettgehalt innerhalb normaler Bereiche zu regulieren.

Alkoholische Lebererkrankung

Die Leber ist das größte innere Organ im Körper, das Giftstoffe aus dem Blutkreislauf filtert, um zu verhindern, dass diese das Gewebe schädigen. Wenn die Giftstoffe die Leber überfordern, wird das Gewebe selbst geschädigt. Die Leber hat die Fähigkeit, sich zu regenerieren und neues, gesundes Gewebe zu bilden. Wird der Schaden jedoch zu groß, setzt eine Lebererkrankung ein, und die Leber arbeitet nicht mehr so, wie sie sollte. Eine der Hauptursachen von Lebererkrankungen ist der chronische übermäßige Alkoholkonsum. Dabei ist der ganze Körper betroffen. Die frühen Symptome sind oft uneindeutig, aber mit Fortschreiten der Krankheit können Bauchschwellungen und -schmerzen, Blutergüsse, Müdigkeit, Appetitlosigkeit, Gelbsucht und eine erhöhte Empfindlichkeit gegenüber Alkohol und Medikamenten auftreten.

Sobald die Diagnose bestätigt ist, sollte der Alkohol abgesetzt werden. In den frühen Stadien kann die Krankheit rückgängig gemacht werden, solange kein Alkohol mehr konsumiert wird. Befindet sich die Krankheit im fortgeschrittenen Stadium, muss der Patient auf Alkohol verzichten, gegebenenfalls abnehmen und kann Medikamente zur Verringerung der Entzündung einnehmen. Diese Empfehlungen können das Fortschreiten der Lebererkrankung gegebenenfalls verlangsamen oder aufhalten. Wenn die Schädigung jedoch zu schwerwiegend ist, kann eine Lebertransplantation erforderlich sein.

Alkoholkonsum ist ein beliebter gesellschaftlicher Zeitvertreib, dem viele Menschen auf der ganzen Welt nachgehen. Alkohol verstärkt die Wirkung von GABA, einem Neurotransmitter, der Botschaften an Gehirn und Nervensystem sendet und die Signale verlangsamt. Exzessiver Alkoholkonsum drosselt die Signale zu stark und führt zu körperlichen und geistigen Beeinträchtigungen. Kommt dies nur gelegentlich vor, kann sich der Körper erholen. Frauen wird empfohlen, nicht mehr als ein alkoholisches Getränk, und Männern, nicht mehr als zwei alkoholische Getränke pro Tag zu konsumieren. Wird mehr Alkohol getrunken, kann dies die Leberfunktion negativ beeinträchtigen. Vielen fällt es jedoch schwer, diese Grenzen einzuhalten.

Um die Leber zu schützen, sollte Aloe vera vor dem Alkoholkonsum zugeführt werden. Bei häufigem Alkoholüberkonsum sollte man täglich Aloe einnehmen. In einer Studie wurde festgestellt, dass Aloe vera den oxidativen Schaden in der Leber bei chronisch alkoholgefütterten Mäusen dadurch vermindert, dass sie den Gehalt an Antioxidantien erhöht und alkoholinduzierte Entzündungen reduziert.[30] In einer anderen Studie verursachte Alkohol bei Ratten einen Leberschaden. Diejenigen, die zusätzlich mit Aloe gefüttert wurden, waren aber in der Lage, eine gesunde Leberstruktur aufrechtzuerhalten.[31] Diese Ergebnisse bei Nagetieren lassen hoffen, dass Aloe ähnliche Wirkungen beim Menschen hat, und geben eine gewisse Sicherheit, dass die traditionelle Verwendung von Aloe zum Schutz der Leber vor Alkohol einen gewissen Wert hat.

Hämorrhoiden

Hämorrhoiden sind geschwollene Venen im Rektum und Anus. Die Wände der Venen können sich dehnen und die

Blutgefäße ausbeulen. Innere Hämorrhoiden befinden sich im Enddarm und können in den Stuhl bluten. In diesem Bereich gibt es nur wenige Schmerzrezeptoren, sodass Hämorrhoiden hier im Allgemeinen nicht schmerzhaft sind. Äußere Hämorrhoiden befinden sich am After, wo es mehr schmerzempfindliche Nerven gibt, daher können diese recht schmerzhaft sein, besonders beim Stuhlgang. Sie entstehen durch einen Druckaufbau im unteren Enddarm, der den Blutfluss beeinträchtigen und ein Anschwellen der Venen verursachen kann.

Hämorrhoiden können durch Überlastung während des Stuhlgangs, in der Schwangerschaft oder durch Fettleibigkeit verursacht werden. Sie kommen extrem häufig vor und können Blutungen, Juckreiz, Schmerzen und Entzündungen hervorrufen. Topische Salben oder Zäpfchen, Kühlpackungen und orale Schmerzmittel können zur Linderung der Symptome beitragen.

Sind die Hämorrhoiden stark vergrößert, werden sie häufig durch einen chirurgischen Eingriff entfernt, Hämorrhoidektomie genannt. Aloe vera hat einen direkten und stark heilenden Einfluss auf verletztes Gewebe. Eine Studie über die Auswirkungen der Anwendung von Aloe vera bei Patienten nach einer Hämorrhoidektomie belegt dies. Diese Patienten erhielten entweder eine Aloe-vera-haltige Creme oder eine Placebo-Creme ohne Aloe vera, die sie vier Wochen lang dreimal täglich auf ihr verletztes Gewebe auftrugen. Es zeigte sich, dass die Heilungszeit in der Gruppe mit Aloe-vera-Creme signifikant kürzer war. Das Ausmaß der postoperativen Schmerzen, die die Patienten erlebten, war in der Aloe-Gruppe ebenfalls geringer, einschließlich der Schmerzen nach dem Stuhlgang innerhalb der ersten 48 Stunden.

Dies würde erklären, warum in dieser Gruppe seltener Schmerzmedikamente eingesetzt wurden.[32]

Die Erholung nach einer Operation kann sowohl die psychische als auch die körperliche Gesundheit beeinträchtigen. Ein erhöhter Komfort durch eine Verringerung der Schmerzen und eine kürzere Rehabilitationszeit können den psychischen Zustand der Patienten erheblich verbessern. Die Aloe bietet beide Vorteile.

Genitalherpes

Viele Menschen haben Genitalherpes *(Herpes genitalis)* und wissen es nicht. Dabei handelt es sich um eine Virusinfektion, die hauptsächlich durch das *Herpes-simplex*-Virus Typ 2 (HSV-2) und seltener durch das *Herpes-simplex*-Virus Typ 1 (HSV-1) verursacht wird. Die Infektion wird durch sexuellen Kontakt verbreitet und ist hoch ansteckend. Oft zeigt *Herpes genitalis* wenig bis keine Symptome. Wenn Symptome vorhanden sind, können sie Juckreiz und Schmerzen im Genitalbereich sowie Wunden umfassen, die wie kleine rote oder weiße Beulen aussehen, die aufplatzen und nässen und schließlich zu Schorfbildung führen können. Wiederholte Ausbrüche sind häufig, aber die Symptome sind nach dem ersten Ausbruch in der Regel milder.

Es gibt keine Heilung für *Herpes genitalis*, die Behandlung mit antiviralen Medikamenten kann jedoch die Wundheilung beschleunigen und die Häufigkeit von Rückfällen verringern. Die Medikamente können auch die Wahrscheinlichkeit minimieren, dass das Virus auf andere Menschen übertragen wird. Dies ist besonders wichtig, da das Virus unabhängig davon übertragen werden kann, ob sichtbare oder nicht sichtbare Wunden vorhanden sind.

Medikamente gegen Genitalherpes sind nur auf Rezept erhältlich. Eine Alternative, die leicht zugänglich und kostengünstig ist, ist Aloe vera. In einer Studie wurde Männern mit bestätigten Fällen von *Herpes genitalis* eine Creme mit einem 0,5-prozentigen Aloe-vera-Extrakt verabreicht. Sie trugen die Creme fünf Tage lang dreimal täglich auf ihre Läsionen auf. Eine weitere Gruppe von Männern erhielt eine Placebo-Creme ohne Aloe. Nach fünf Tagen waren die Läsionen bei fast 67 Prozent der Patienten in der Aloe-Gruppe abgeheilt, während in der Placebo-Gruppe weniger als sieben Prozent der Männer geheilt waren. In der zweiten Gruppe waren die Ergebnisse auch nicht so schnell zu sehen, im Durchschnitt nach zwölf Tagen. Von allen Patienten, die geheilt wurden, erlitten nur 14 Prozent innerhalb der nächsten 15 Monate ein Wiederauftreten des Herpes.[33] Es scheint auf jeden Fall lohnend, dieses einfache Gel auszuprobieren, um die unmittelbaren Herpessymptome zu lindern und das künftige Wiederauftreten zu kontrollieren.

Brustdrüsenentzündung

Verstopfte Milchgänge oder Milch, die nach dem Stillen in der Brust verbleibt, können zu einer Brustdrüsenentzündung, einer sogenannten Mastitis, führen. Das Brustgewebe schwillt an, wird rot, warm, schmerzhaft oder bei Berührung hart. Meistens ist nur eine Brust betroffen, und dies geschieht in der Regel innerhalb des ersten Monats der Stillzeit, es kann aber auch Monate später auftreten. Die Milch muss ausgestrichen werden, damit die betroffene Brust heilen kann. Daher sollte das Baby so oft und so lange wie möglich gestillt werden.

Zwischen den Stillmahlzeiten können kalte Kompressen angelegt werden, um Schmerzen und Schwellungen zu reduzieren, und warme Kompressen kurz vor dem Stillen, um den Milchentleerungsreflex zu stimulieren. Bei Bedarf können frei verkäufliche Schmerzmittel eingenommen werden. Frauen mit Mastitis sollten sich ausruhen und viel Hilfe von Familie und Freunden erhalten. Wenn dieser Zustand durch eine Infektion verursacht wird, können Fieber, Schüttelfrost und Müdigkeit auftreten. Ein Gang zum Arzt ist wahrscheinlich notwendig.

Mastitis ist eine der häufigsten Komplikationen, die beim Stillen auftreten. Das Massieren des betroffenen Brustgewebes kann helfen, verstopfte Kanäle und Brustverstopfungen zu beseitigen. Eine noch bessere Behandlung ist es, kalte Aloe- und Kaktuskompressen mit Brustmassage zu kombinieren. Frauen, die diese Kombination verwendeten, konnten in einer Studie die Härte und Schmerzen des Brustgewebes verringern und ihre Stillrate erhöhen, im Vergleich zu Frauen, die nur eine Massage oder nur die kalten Aloe- und Kaktuskompressen erhielten.[34] Während die Massage dazu beiträgt, verstopfte Kanäle zu befreien, helfen die Kompressen, Entzündungen, Rötungen und Schmerzen zu reduzieren. In Kombination angewandt können diese Maßnahmen der Mutter schneller Linderung verschaffen und es ihr ermöglichen, ihr Baby wieder regelmäßig zu stillen.

Vaginale Pilzinfektion

Der *Candida-albicans*-Pilz ist die häufigste Ursache für vaginale Pilzinfektionen (Vaginalcandidose). Diese Infektionen treten sehr häufig auf und betreffen bis zu 75 Prozent der Frauen irgendwann in ihrem Leben. Normalerweise lebt der Pilz in geringer Zahl in der Scheide, aber wenn sich die Bedingungen ändern und das Gleichgewicht der Mikroorganismen beeinträchtigt wird, nimmt Candida manchmal zahlenmäßig zu und verursacht eine Infektion. Eine solche Unausgewogenheit kann durch Antibiotika, hormonelle Veränderungen, Schwangerschaft, Diabetes, ein geschwächtes Immunsystem, zu viele zuckerhaltige Nahrungsmittel und Stress hervorgerufen werden. Ist die Infektion einmal entstanden, kann sie zu abnormem Vaginalausfluss, Entzündungen des Vaginalgewebes, schmerzhaftem Wasserlassen, Juckreiz und Brennen führen.

Rezeptfreie sogenannte antimykotische Medikamente können die Infektion innerhalb von zwei Wochen beseitigen. Diese Infektionen haben jedoch eine hohe Rezidivrate, sodass bei jedem Auftreten Medikamente eingenommen werden müssen. Häufig werden Pilzinfektionen mit dem Antimykotikum Fluconazol behandelt. Leberversagen, Krampfanfälle und unregelmäßiger Herzrhythmus sind nur einige der schwerwiegenden Nebenwirkungen dieser Mittel.

Aloe-Seife, die in einer Studie als topisches Reinigungsmittel bei vaginalen Pilzinfektionen verwendet wurde, hemmte mehr als 68 Prozent von vier verbreiteten *Candida*-Stämmen, darunter *C. albicans*.[35] Obwohl die aktiven Bestandteile der Seife nicht identifiziert wurden, könnte es sich um ein bestimmtes Protein handeln, das im Aloe-vera-Blattgel zu finden ist. Dieses neuartige Protein hatte nicht nur eine starke antimykotische Aktivität gegen *C. albicans*, sondern zeigte auch starke entzündungshemmende Eigenschaften.[36] Im Vergleich zu dem Antimykotikum Triclosan senkte Aloe die Candida-Zahlen signifikant stärker.[37] Um den Körper bei der Genesung von vaginalen Pilzinfektionen zu unterstützen, sollte das Aloe-Gel mehrmals täglich äußerlich auf den infizierten Bereich aufgetragen werden. Zudem sollte die Patientin einmal täglich 115 bis 170 Milliliter reinen Aloe-Blattsaft trinken.

Hoher Cholesterinspiegel

Cholesterin ist eine wachsartige, fettähnliche Substanz in den Zellen, die der Körper benötigt, um Vitamin D und Hormone herzustellen sowie Gallensäure, die bei der Verdauung von Nahrungsmitteln hilft. Wir produzieren Cholesterin selbst, aber wir beziehen es auch aus gesättigten Fetten und cholesterinhaltigen Lebensmitteln. Es existieren zwei Formen des Cholesterins: HDL oder High Density Lipoprotein (das gute) und LDL oder Low Density Lipoprotein (das schlechte). Von einem hohen Cholesterinspiegel spricht man, wenn sowohl der HDL- als auch der LDL-Wert im Blut erhöht ist. Ist allerdings zu viel LDL-Cholesterin im Körper vorhanden, kann es sich in den Arterien ansammeln und die Wahrscheinlichkeit einer koronaren Herzerkrankung erhöhen. Dann lagern sich Plaques, die Cholesterin enthalten, in den Arterien ein, was zu einer teilweisen oder vollständigen Verstopfung und infolgedessen zu einer Gefäßverengung und Verhärtung der Arterien führt. Die Folge können Herzinfarkt oder Schlaganfall sein. Zur Senkung des LDL-Cholesterins werden üblicherweise Statine verschrieben, die aber auch Darmprobleme und Muskelentzündungen verursachen können.

Der Cholesterinspiegel spricht gut auf Änderungen in der Ernährung an. Da tierische Produkte für einen erhöhten Cholesterinspiegel in der Ernährung mitverantwortlich sind, können eine Verringerung des Fleischkonsums und eine Erhöhung des Anteils an Nahrungsmitteln mit niedrigem Gehalt an gesättigten Fetten Wunder für den Körper bewirken.

Aloe hilft dem Körper ebenfalls, gesunde Werte zu erreichen. Typ-2-Diabetiker mit hohem Cholesterinspiegel nahmen in einer Studie zwei Monate lang alle zwölf Stunden entweder eine 300-Milligramm-Aloe-Gelkapsel oder eine Placebo-(Zucker-)Kapsel ein. Nach dieser Zeit waren das Gesamtcholesterin und das LDL-Cholesterin in der Aloe-Gruppe im Vergleich zur Placebo-Gruppe signifikant gesunken. Ein zusätzlicher Vorteil für diese Patientengruppe lag darin, dass Aloe den Nüchternblutzucker senkte.[38]

Alle Menschen mit hohem Cholesterinspiegel, nicht nur Diabetiker, könnten von der täglichen Einnahme von Aloe-Nahrungsergänzungsmitteln oder Aloe-Gel profitieren, um den Cholesterinspiegel zu senken und auf einem gesunden Niveau zu halten und das Risiko von Herz-Kreislauf-Erkrankungen zu verringern.

Diabetes

Diabetes ist eine Krankheit, die die Art und Weise beeinflusst, wie der Körper mit Glukose umgeht, und die zu hohen Werten dieser Glukose (Zucker) im Blut führt. Typ-1-Diabetes bedeutet eine geringe oder gar keine Insulinproduktion in der Bauchspeicheldrüse. Bei Typ-2-Diabetes wird Insulin in der Bauchspeicheldrüse produziert, das der Körper jedoch nicht so gut verwerten kann, wie er sollte. Bei Schwangerschaftsdiabetes wiederum handelt es sich um eine Form von hohem Blutzucker, von der schwangere Frauen betroffen sind. Einige Menschen sind genetisch für Diabetes prädisponiert, aber auch Übergewicht ist ein Risikofaktor. Durstgefühle, häufiges Wasserlassen, Müdigkeit, Kribbeln, Taubheit in den Händen oder Füßen und verschwommenes Sehen sind Anzeichen für Diabetes.

Die Diabetesbehandlung umfasst Bewegung, eine ausgewogene Ernährung und die Überwachung des Blutzuckerspiegels. Für viele Patienten sind tägliche Insulininjektionen erforderlich.

Diabetes beeinflusst nicht nur den Blutzuckerspiegel, sondern hat auch Auswirkungen auf den Fettstoffwechsel im Körper. Diabetiker haben ein erhöhtes Risiko, einen hohen Cholesterinspiegel zu entwickeln. Wenn dies unkontrolliert und unbehandelt geschieht, kann es zu kardiovaskulären Komplikationen führen.

Der Verzehr von Aloe-vera-Gel könnte genau die richtige Lösung sein, um erhöhte Blutzucker-, Cholesterin- und andere Blutfettwerte auf ein normales Niveau zu senken. Aloe-Gelkapseln, die in einer Studie über einen Zeitraum von zwei Monaten alle zwölf Stunden von Patienten mit Typ-2-Diabetes und hohen Blutfettwerten eingenommen wurden, senkten im Vergleich zu einer ähnlichen Patientengruppe, die keine Aloe-Kapseln konsumierte, signifikant den Nüchternblutzucker, das HbA1c (ein Maß für die Kontrolle des Blutzuckerspiegels), das Gesamtcholesterin und das LDL-Cholesterin (das problematisch sein kann).[39] Die Phytosterole der Aloe (Verbindungen, die in den Zellwänden der Pflanze vorkommen) können einen Schutz vor hohen Blutzuckerspiegeln bieten. Bei diabetischen Mäusen vom Typ 2 sank in einer weiteren Studie der Blutzuckerspiegel um 28 bis 64 Prozent, nachdem ihnen die speziellen Phytosterole aus Aloe-vera-Gel 28 Tage lang verabreicht wurden.[40]

Aloe-Gel kann ein sicheres und nützliches Naturprodukt sein, das den Körper bei der Senkung eines erhöhten Blutzuckerspiegels unterstützt und ihn vor hohen Cholesterin- und anderen Fettspiegeln schützt, die zu Herz-Kreislauf-Problemen führen können.

Metabolisches Syndrom

Das metabolische Syndrom ist keine Krankheit, sondern vielmehr eine Gruppe von Risikofaktoren, die zusammen auftreten können und gemeinsam die Möglichkeit von Herzerkrankungen, Schlaganfall und Diabetes erhöhen. Es gibt fünf Risikofaktoren: Übergewicht, ein hoher Triglyceridspiegel, ein niedriger HDL-Cholesterinspiegel, Bluthochdruck und ein hoher Nüchternblutzuckerwert (oder eine Insulinresistenz). Mindestens drei dieser Faktoren müssen vorhanden sein, um ein metabolisches Syndrom zu diagnostizieren. Da dieses Syndrom eng mit Adipositas und Bewegungsmangel verbunden ist, sollten Änderungen der Ernährungs- und Fitnessgewohnheiten alle Risikofaktoren deutlich verbessern. Diese Veränderungen erfordern ein lebenslanges Bestreben nach einer gesunden Lebensweise und sind die beste Methode, um die Stoffwechselfunktion des Körpers zu verbessern. Um diesen Prozess zu unterstützen, empfehlen Ärzte häufig Medikamente zur Kontrolle des Blutdrucks, des Cholesterin- und des Blutzuckerspiegels.

Nach dem Zufallsprinzip wurde in einer Studie adipösen Patienten mit Prädiabetes oder Diabetes im Frühstadium ein Aloe-vera-Gel-Komplex oder ein Placebo verabreicht. Keiner dieser Patienten nahm Medikamente gegen seine Erkrankung ein. Nach vier Wochen waren die Seruminsulinspiegel in der Aloe-Gruppe deutlich niedriger. Nach acht Wochen hatten Körpergewicht und Körperfettmasse in der Aloe-Gruppe im Vergleich zur Placebo-Gruppe signifikant abgenommen.[41] Zudem kann Aloe auch hohe Cholesterinwerte senken.[42]

Aloe vera ist ein wirksames und einfaches Mittel, um die Symptome des metabolischen Syndroms in den Griff zu bekommen, indem es einen Teil der Risikofaktoren verringert, die zu dieser Erkrankung führen.

Multiple Sklerose

Multiple Sklerose ist eine abnorme Reaktion des körpereigenen Immunsystems auf die Schutzhülle, die die Nervenfasern des Zentralnervensystems umgibt, sowie auf die Nervenfasern selbst. Teile der Nerven werden beschädigt, und die Nachrichten, die zwischen Gehirn und Rückenmark übertragen werden, werden unterbrochen. Die Ursache der Multiplen Sklerose ist noch unbekannt, aber es wird vermutet, dass Umweltfaktoren den Ausbruch bei genetisch prädisponierten Personen auslösen. Die meisten Erkrankungen werden im Alter zwischen 20 und 50 Jahren diagnostiziert, wobei die Zahl betroffener Frauen wesentlich höher ist als die betroffener Männer.

Der gängigste Krankheitsverlauf ist die schubförmige, also die rezidivierend-remittierende Multiple Sklerose. Auf Schübe mit neuen Symptomen folgen Remissionsphasen, in denen einige oder alle Symptome verschwinden. Viele dieser Fälle gehen in eine sogenannte sekundär progrediente Multiple Sklerose über, bei der im Laufe der Zeit eine stetige Zunahme der Symptome zu beobachten ist. Bei dieser Form sind Remissionsphasen immer noch häufig. In anderen Fällen kommt es zu einem Fortschreiten der Symptome ohne Remissionsphasen. Dies ist die primär progrediente Multiple Sklerose. Die Symptome können von Patient zu Patient variieren, aber häufig treten Taubheitsgefühle, Sehverlust, Doppelbilder, mangelnde Koordination, Zittern und undeutliches Sprechen auf.

Multiple Sklerose ist nicht heilbar, weshalb die Behandlung darauf ausgerichtet ist, das Fortschreiten der Krankheit zu verlangsamen und die Symptome zu lindern. Kortikosteroide sind das bevorzugte Medikament zur Verringerung der Nervenentzündung. Zu den Nebenwirkungen gehören unter anderem erhöhter Blutdruck, Stimmungsschwankungen und Schlaflosigkeit.

Weltweit sind mehrere Millionen Menschen von Multipler Sklerose betroffen. Der Einsatz von Naturprodukten zur Verlangsamung des Fortschreitens der Krankheit würde den Betroffenen zugutekommen und ihre Lebensqualität verbessern. Aloe ist ein Naturprodukt, das dies leisten kann. Eine kürzlich durchgeführte Studie an Mäusen zeigte, dass Aloe vera, die sieben Tage vor dem Auftreten der induzierten Multiple-Sklerose-Symptome eingenommen und danach über einen Zeitraum von 21 Tagen verabreicht wurde, den Schweregrad der Krankheit deutlich verringern und das Fortschreiten der Krankheit eindämmen konnte, im Vergleich zu den Kontrollmäusen, die keine Aloe erhielten.[43]

Aloe ist als alternativer oder ergänzender Ansatz zur Linderung neurologischer Symptome beim Menschen vielversprechend.

Epilepsie

Epilepsie ist eine Erkrankung des zentralen Nervensystems, die die Nervenaktivität im Gehirn beeinträchtigt. Nervengruppen können ein falsches Signal aussenden und zu einem Krampfanfall führen. Einige Anfälle sind leicht und können unbemerkt bleiben, während andere mit heftigen Muskelkontraktionen und Bewusstseinsverlust einhergehen. Häufig treten auch veränderte Emotionen und Wahrnehmungen auf und können für kurze Zeiträume ein abnormes Verhalten verursachen. Bei einigen Arten von Epilepsie spielt die Genetik eine Rolle und macht die Person empfindlicher für bestimmte Auslöser für Anfälle.

Hirnschäden oder Kopfverletzungen können diese Erkrankung ebenfalls verursachen, aber bei etwa der Hälfte der Epilepsiepatienten konnte keine bekannte Ursache festgestellt werden.

Ärzte behandeln Epilepsie im Allgemeinen mit Medikamenten, um die Häufigkeit und Intensität der Anfälle zu verringern. Diese können eine ganze Reihe von Nebenwirkungen verursachen, die von leichter Müdigkeit bis hin zu schweren Selbstmordgedanken und suizidalem Verhalten reichen. In einigen Fällen ist ein chirurgischer Eingriff gerechtfertigt, doch ist dieser natürlich mit gewissen Risiken verbunden.

Aloe vera ist als Antikonvulsivum und Antioxidans vielversprechend und kann daher auch für Menschen mit Epilepsie hilfreich sein. Mäuse, deren Gehirn in einer Studie elektrisch zur Erzeugung von Epilepsie angeregt wurde, erhielten zuvor entweder einen Extrakt aus Aloe-vera-Blattpulver oder ein Placebo. Diejenigen, denen Aloe vera verabreicht wurde, hatten im Vergleich zur Placebo-Gruppe signifikant kürzere tonische (Versteifung der Gliedmaßen) und klonische (Zucken der Gliedmaßen) Anfälle. Aloe reduzierte auch die Konzentrationen oxidativer Verbindungen im Gehirn, die Zell- und Gewebeschäden verursachen.[44] Oxidativer Stress durch diese Art von Verbindungen ist an der Entstehung und am Fortschreiten von Epilepsie beteiligt.

Aloe kann die Wirkung von Epilepsiemedikamenten beeinträchtigen, weshalb vor der Einnahme von Aloe ein Arzt konsultiert werden sollte.

Tumore

Körperzellen wachsen, teilen sich und sterben. Neue Zellen ersetzen die alten, und so bleibt das Gleichgewicht erhalten. Krebszellen hingegen wachsen und teilen sich schnell und leben weiter, wenn der normale Lebenszyklus der Zellen beendet ist. Sie beginnen, gesunde Zellen zu verdrängen, und durch das so gestörte Gleichgewicht können sich Tumore bilden. Die genaue Ursache von Krebs ist nicht bekannt, aber man geht davon aus, dass sowohl genetische als auch Umweltfaktoren eine Rolle spielen, darunter Giftstoffe, übermäßiges Sonnenlicht, Strahlung und Viren. Die Symptome sind abhängig von der Art und Lage des Tumors. Zu den üblichen Behandlungen gehören Chemotherapie, Strahlentherapie, Operationen und sogenannte zielgerichtete Therapien.

Da Toxine in der Umwelt schwer zu vermeiden sind, ist es ratsam, Maßnahmen zu ergreifen, um sicherzustellen, dass der Körper über die notwendigen Verbindungen verfügt, die er benötigt, um die Bildung von Tumoren zu verhindern. Eine Klasse dieser schützenden Verbindungen sind Antioxidantien. Aloe vera enthält Antioxidantien und kann den Gehalt an oxidativen Verbindungen reduzieren,[45] die zu Zellschäden und möglicherweise zur Tumorbildung führen können. Aloe-Emodin ist eine Verbindung in der Aloe, von der man annimmt, dass sie eine antitumorale Wirkung hat. Als Aloe-Emodin im Rahmen einer Studie in Dickdarmkrebszellen eingeführt wurde, wurden die Migration von Krebszellen und ihre anschließende Invasion in gesundes Gewebe unterdrückt. Aloe-Emodin war auch in der Lage, Tumorzellen an der Bildung eigener Blutgefäße zu hindern, was ein entscheidender Schritt für das Überleben der Zellen ist.[46]

Aloe ist als Antitumor- und Antikrebsmittel vielversprechend und könnte bei fortgesetzter Forschung einen therapeutischen Ansatz für die Krebsbehandlung der Zukunft darstellen.

Brustkrebs

Brustkrebs entsteht, wenn Zellen in der Brust unkontrolliert zu wachsen beginnen und einen Tumor bilden. Tumore sind dann krebsartig, wenn sie wuchern und sich in andere Bereiche des Körpers ausbreiten. Die Erkrankung tritt bei Frauen viel häufiger auf, aber auch Männer können Brustkrebs bekommen. Mammografien können helfen, den Krebs zu erkennen, bevor die Symptome einsetzen. Wird der Brustkrebs nicht frühzeitig erkannt, kann er blutigen Ausfluss aus der Brustwarze oder Veränderungen der Form oder Textur der Brust oder der Brustwarze verursachen, die auch als Knoten empfunden werden können. Die Behandlung kann Bestrahlung, Chemotherapie, Operationen und zielgerichtete Therapien umfassen.

Brustkrebs ist die häufigste Krebsart bei Frauen, daher ist die Suche nach neuen und wirksamen Therapien entscheidend, um die Überlebensraten zu erhöhen. Ein Extrakt aus Aloe vera wurde in einer Untersuchung verwendet, um seine Auswirkungen auf menschliche Brustkrebszellen zu untersuchen. Aloe war in der Lage, die Todesrate der Krebszellen zu erhöhen, ohne dass dies einen signifikanten Einfluss auf gesunde Brustzellen hatte. Wenn Aloe mit dem Chemotherapeutikum Cisplatin kombiniert wurde, konnte das Wachstum der Krebszellen auf synergistische Weise gehemmt werden.

Aloe scheint nicht nur ein wirksames Antitumormittel zu sein, sondern kann auch das therapeutische Potenzial konventioneller Medikamente, die zur Hemmung des Krebswachstums eingesetzt werden, erhöhen.[47]

Gebärmutterhalskrebs

Die Zellen des Gebärmutterhalses können mitunter beginnen, präkanzeröse Veränderungen – also Veränderungen, die eine mögliche oder gesicherte Vorstufe einer Krebserkrankung darstellen – zu entwickeln. Diese Veränderungen können durch einen Pap-Abstrich erkannt und so behandelt werden, dass sie nicht zu Krebszellen fortschreiten. Nicht alle präkanzerösen Zellen entwickeln sich jedoch zu Krebs, wenn sie unbehandelt gelassen werden, aber bei den Zellen, die es tun, dauert es oft einige Jahre, bis die Veränderung zu Krebszellen vollzogen ist. Krebszellen vermehren sich unkontrolliert und sterben nicht wie normale, gesunde Zellen ab. Sie bilden sich zu Massen, den sogenannten Tumoren, die sich teilen und auf andere Bereiche des Körpers ausbreiten können.

Eine der Ursachen für Gebärmutterhalskrebs ist das humane Papillomavirus (HPV). Dieses Virus ist weit verbreitet, und es gibt unterschiedliche HPV-Typen. HPV wird beim Geschlechtsverkehr mit einer infizierten Person übertragen, auch wenn der Überträger keine Anzeichen oder Symptome zeigt. Die meisten Fälle von HPV lösen sich von selbst, einige entwickeln sich jedoch zu Gebärmutterhalskrebs. Lebensstilfaktoren wie Rauchen können das Risiko, an Gebärmutterhalskrebs zu erkranken, ebenfalls erhöhen.

Die Behandlung hängt davon ab, wie weit der Krebs fortgeschritten ist. In den frühen Stadien wird der Krebs oft durch eine operative Entfernung des Gebärmutterhalses und der Gebärmutter (eventuell zusammen mit den Lymphknoten und einem Teil der Vagina) beseitigt. Andere entscheiden sich für Bestrahlung und Chemotherapie, um die Tumore zu verkleinern und die Krebszellen abzutöten. Patientinnen im Spätstadium dieser Krebserkrankung kombinieren oft Bestrahlung und Chemotherapie.

Eine Gebärmutterhalskrebsdiagnose ist, wie jede Krebsdiagnose, äußerst schwierig zu verkraften. Für Frauen im gebärfähigen Alter kann dies doppelt schlimm sein – sie kämpfen mit einer schweren Krankheit und versuchen gleichzeitig, ihre Fähigkeit, Kinder zu gebären, zu erhalten.

Aloe vera ist eine natürliche Pflanze, die zusammen mit konventionellen Krebsmedikamenten eingesetzt werden kann, um das Wachstum der Krebszellen zu reduzieren und das Behandlungsergebnis zu verbessern. Ein Rohextrakt der Aloe wurde in einer Studie menschlichen Gebärmutterhalskrebszellen zugesetzt, was zum Absterben vieler dieser Krebszellen führte. Normale, gesunde Zellen des Gebärmutterhalses wurden durch die Aloe nicht beeinträchtigt. Als in einer Studie Aloe-vera-Gel mit dem Chemotherapeutikum Cisplatin kombiniert und den Krebszellen zugesetzt wurden, wurde das Wachstum der Zellen synergistisch gehemmt.[48]

Die Verwendung von Aloe könnte in Verbindung mit ärztlich verordneten Behandlungen in Betracht gezogen werden, um neue Strategien zur Bekämpfung von Gebärmutterhalskrebs zu entwickeln.

Orale Mukositis als Nebenwirkung der Chemotherapie

Krebsbehandlungen mit Chemotherapie und Bestrahlung zerstören nicht nur Krebszellen, die sich schnell teilen, sondern auch sich schnell teilende Epithelzellen. Diese Zellen säumen nicht nur den Magen-Darm-Trakt, sondern bilden auch die sogenannte Epithelschicht der Schleimhaut in Mund und Rachen. Werden sie beschädigt, können sich Geschwüre und Wunden bilden – eine Erkrankung, die als Mukositis bezeichnet wird. Der häufigste Ort, an dem sich diese Wunden entwickeln, ist der Mund. Bis zu 40 Prozent der Patienten, die eine Bestrahlung oder Chemotherapie erhalten, entwickeln eine Mukositis. Zusätzlich zu Wunden im Mund kann das Zahnfleisch geschwollen, gerötet und glänzend werden, es kann zudem bluten oder Eiter absondern. Eine Mukositis ist sehr schmerzhaft und kann in schweren Fällen das Schlucken verhindern und dadurch zu Unterernährung führen. Der Schweregrad der Erkrankung wird von 0 (keine Wunden) bis 4 (Essen ist aufgrund der Schmerzen unmöglich) eingestuft. Schlechte Mundhygiene, Rauchen, Alkohol- und Kautabakkonsum sowie bestimmte Krankheiten erhöhen das Risiko, eine Mukositis zu entwickeln.

Bisher gibt es keine hochwirksamen Behandlungen der durch Chemotherapie induzierten oralen Mukositis. Es sollten jedoch Produkte verwendet werden, die schonend und sicher für den Körper sind und das Immunsystem nicht weiter belasten, was die Chemotherapie ja bereits tut. Eine Aloe-vera-Mundspülung, die von Leukämiepatienten, die sich einer Chemotherapie unterzogen, verwendet wurde, hat im Vergleich zu Patienten, die eine gewöhnliche Mundspülung verwendeten, die Schmerzen und das Ausmaß der Mundgeschwüre bei oraler Mukositis deutlich reduziert. Bereits eine dreimal tägliche Verwendung von fünf Millilitern Mundspülung über 14 Tage war wirksam. Die Ergebnisse wurden bereits am dritten Tag bemerkt.[49] Die Aloe-vera-Mundspülung war sogar genauso wirksam wie eine Mundspülung mit Benzydamin, einem entzündungshemmenden und schmerzstillenden Medikament. Die Mundspülung verringerte den Schweregrad der durch die Bestrahlung induzierten oralen Mukositis bei Patienten mit Kopf- und Halskrebs.[50]

Aloe-vera-Saft, -Gel oder -Mundspülung kann, wenn sie im Mund verteilt wird, bei Patienten mit oraler Mukositis Linderung verschaffen.

Depression

Depression ist eine Stimmungsstörung, die eine tiefe Traurigkeit und einen Verlust des Interesses an Aktivitäten verursacht. Diese Störung beeinflusst, wie eine Person fühlt, denkt und sich verhält, und kann nicht nur emotionale Probleme verursachen, sondern sich auch in körperlichen Problemen manifestieren. Klinische Depressionen können einmal im Leben einer Person auftreten oder mehrfach wiederkehren. Dieses Gefühl der Traurigkeit und des Verlusts kann zu Schlaflosigkeit, Appetitlosigkeit, Konzentrationsschwäche, Müdigkeit, Selbstmordgedanken und körperlichen Symptomen wie Rücken- und Kopfschmerzen führen. Durch Veränderungen im Hormonhaushalt des Körpers können Depressionen verursacht oder ausgelöst werden. Es wird vermutet, dass Veränderungen in der Funktionsweise der Gehirnchemikalien und deren Wirkung auf die Aufrechterhaltung stabiler Stimmungen eine große Rolle spielen. Häufig werden psychologische Beratung und antidepressive Medikamente verschrieben. Antidepressiva können ein breites Spektrum von Nebenwirkungen verursachen, darunter Übelkeit, Schlaflosigkeit, verschwommenes Sehen, Gewichtszunahme, Müdigkeit und sexuelle Funktionsstörungen.

Die Ernährung kann das Verhalten beeinflussen, und die richtigen Nahrungsmittel oder die richtige Kombination von Nährstoffen können bei Erkrankungen wie Depressionen vorteilhaft sein. Aloe vera lindert nachweislich Depressionen bei Mäusen,[51] fördert auch das Lernen und verbessert das Gedächtnis, was beides bei Depressionen eingeschränkt sein kann. Erkrankungen wie Diabetes können die Symptome einer Depression sogar verschlimmern, Angstzustände verstärken und Stimmungsschwankungen verursachen. Bei diabetischen Ratten verringerte eine achtwöchige orale Verabreichung von Aloe-vera-Gel im Vergleich zu diabetischen Ratten, die nicht mit Aloe behandelt wurden, die Depressionen und Angstzustände und verbesserte die Gedächtnisleistung.[52]

Aloe ist ein vielversprechendes natürliches Therapeutikum, das eine wichtige Rolle bei der Linderung der Symptome von Depressionen spielen kann.

2
Wohlbefinden und Pflege

Akne

Akne ist eine Hauterkrankung, die zu Pickeln, schwarzen und weißen Mitessern, Zysten, Knötchen und Papeln führt. Die Hauterkrankung tritt häufig im Gesicht auf, kann sich aber auch an Hals, Brust, Rücken, Oberarmen, Schultern und Gesäß zeigen. Akne ist das häufigste Hautproblem in den Industrienationen. Akne tritt auf, wenn abgestorbene Hautzellen mit Talg (Öl) in den Poren zusammenkleben und sich dort festsetzen. Zusätzlich können sich manchmal auf der Haut lebende Bakterien mit den abgestorbenen Hautzellen in den Poren festsetzen. Dies bietet einen perfekten Nährboden, auf dem sich schnell Bakterien vermehren, wodurch sich die Haut entzündet. Wenn die Akne tiefer in die Haut eindringt, bildet sich ein schmerzhafter Knoten (feste Schwellung) oder eine Zyste (eitergefüllte Schwellung).

Typischerweise tritt Akne bei Teenagern und jungen Erwachsenen auf, aber sie kann jeden betreffen, sogar Säuglinge. Als Folge können Narben und dunkle Flecken auf der Haut entstehen. Leichte Akne kann mit frei verkäuflichen Produkten behandelt werden, die Benzoylperoxid oder Salicylsäure enthalten. Die Akne klart in der Regel vier bis acht Wochen nach der ersten Anwendung des Produkts ab. Um eine optimale Lösung zu erzielen, sollte ein Hautarzt schwerere Fälle behandeln. Verschreibungspflichtige topische Behandlungen, Ganzkörperbehandlungen wie Antibiotika oder Behandlungsverfahren mit Laser, Licht oder Chemikalien können ebenfalls eingesetzt werden. Diese Produkte und Verfahren können zu Hauttrockenheit, Hautreizungen, Magenverstimmung und Schwindel führen. Einige erhöhen das Risiko von Blutgerinnseln, hohem Blutdruck und erhöhter Leberfunktion.

In Kombination mit einer verschriebenen Aknebehandlung kann Aloe vera die Notwendigkeit der Medikamenteneinnahme und das Risiko von Nebenwirkungen verringern. Dies wurde in einer jüngeren Studie mit einem 50-prozentigen Aloe-vera-Gel gezeigt, das morgens und abends nach dem Waschen des Gesichts mit nichtmedikamentöser Seife aufgetragen wurde, gefolgt von einer abendlichen topischen Anwendung von Tretinoin, einem verschreibungspflichtigen Medikament zur Behandlung leichter bis mittelschwerer Akne. Fast 79 Prozent der Patienten hatten nach acht Wochen eine klare Haut, im Vergleich zu nur 23 Prozent der Patienten in der Kontrollgruppe, die täglich Tretinoin, aber kein Aloe-vera-Gel auftrugen.[53]

Aloe-Gel kann online und im Handel gekauft und auch direkt aus den Blättern verwendet werden. Dazu sollten etwa 1,2 Zentimeter eines Blattes von einer Aloe-Pflanze abgeschnitten werden. Einmal ausgedrückt, kann das Gel zu gleichen Teilen mit destilliertem Wasser gemischt und die Mischung auf dem Gesicht aufgetragen werden.

Aphthen

Aphthen sind flache Geschwüre, die sich auf der Zunge oder an der Innenseite der Lippen oder Wangen entwickeln. Sie sind rund oder oval mit einem roten Rand und einer gelben oder weißen Mitte. Eine Person kann von einem oder mehreren Geschwüren gleichzeitig betroffen sein. Aphthen können das Essen und Sprechen erschweren, weil sie sehr schmerzhaft sind. Die genaue Ursache für ihr Auftreten ist nicht bekannt, aber es gibt mehrere Faktoren, die bei regelmäßig Betroffenen häufig vorkommen. Dazu gehören Stress, hormonelle Veränderungen, Nahrungsmittelallergien, säurehaltige Nahrung, Reizungen durch Zahnspangen, Beißen in die Wange und Nährstoffmängel. Während die meisten kleineren Aphthen innerhalb weniger Wochen von selbst abheilen, können größere Wunden bis zu sechs Wochen dauern und das Gewebe vernarben.

Es existiert keine Behandlung, mit der man Aphthen heilen kann. Daher zielen alle Maßnahmen darauf ab, Infektionen zu verhindern, die Schmerzen zu lindern und gleichzeitig die Dauer des Geschwürs zu verkürzen. Zur Verringerung der Schwellung und Rötung von Aphthen wird manchmal 0,1 Prozent Triamcinolonacetonid eingesetzt. Dabei handelt es sich um ein Steroidmedikament, das Nebenwirkungen wie Schlaflosigkeit, Stimmungsschwankungen, Müdigkeit, Hautblasen und Hautverdünnung verursachen kann.

Der Aloe-vera-Wirkstoff Acemannan ist zur Reduzierung der Größe der Aphthen sowie zur Schmerzlinderung ebenfalls wirksam, wenn auch nicht so gut wie Triamcinolonacetonid. Acemannan zeigte jedoch bei den in einer Studie getesteten Patienten keinerlei Nebenwirkungen.[54] Aloe vera reduziert im Vergleich zur Placebo-Behandlung auch Entzündungen und Rötungen und verkürzt die Abheilungszeit der Aphthen.[55] Die entzündungshemmenden und immunstärkenden Eigenschaften der Aloe dürften entscheidend zu dieser Linderung beitragen.

Lippenbläschen

Lippenbläschen oder Fieberbläschen sind *Herpes-simplex*-Virusinfektionen (HSV-1), die die Haut um den Mund herum befallen. Flüssigkeitsgefüllte Wunden entwickeln sich in und um die Lippen herum, brechen schließlich auf und lassen eine klare Flüssigkeit auslaufen, die dann eine Kruste bildet. Lippenbläschen neigen dazu, sich zu gruppieren, und sind rot, geschwollen und wund, was mit einem schmerzenden, brennenden Gefühl einhergeht. Die Infektion kann von Fieber und geschwollenen Halsdrüsen begleitet werden. Einige Herpesbläschen treten nur wenige Tage lang auf, während andere erst nach Wochen abklingen.

HSV-1 ist ansteckend und kann durch jeden kleinen Kratzer oder winzige Schnitte in die Haut eindringen. Übertragen werden kann die Infektion durch Berührung des Bereichs oder durch die gemeinsame Benutzung von Gläsern, Geschirr, Zahnbürsten oder Rasiermessern. Ist man einmal infiziert, verbleibt das Virus für alle Zeiten im Körper. Der Grund für einen Ausbruch ist nicht immer bekannt, aber man geht davon aus, dass Stress und ein geschwächtes Immunsystem die Auslöser sind. Antivirale Cremes, Salben oder Pillen können die Symptome zwar lindern, die Wunden heilen mit dieser Behandlung aber in der Regel nur ein bis zwei Tage schneller als ohne Medikamentierung.

Diese wenigen Tage können jedoch für Menschen während eines Ausbruchs extrem wichtig sein. Die Wunden verursachen nämlich nicht nur Schmerzen, sondern sind manchen auch peinlich. Das anfängliche Kribbeln, das einen bevorstehenden Ausbruch ankündigt, kann dazu führen, dass die Betroffenen sofort zu Medikamenten greifen oder sich sogar zurückziehen, bis die Herpesbläschen verschwunden sind.

Die antiviralen und entzündungshemmenden Eigenschaften der Aloe vera wurden in einer Studie untersucht, um die Verwendung der Aloe vera als topische Mundpflege bei Lippenbläschen zu beurteilen. Dafür wurden Zellen mit HSV-1 infiziert. Nach nur einstündiger Exposition mit Aloe-vera-Gel wurde das Wachstum des Virus gehemmt.[56]

Das Auftragen von Aloe vera oder einer Mischung aus Aloe mit Kokosnussöl, einem anderen natürlichen antiviralen Mittel, das Lippenherpes hemmt, direkt auf die Haut kann in den frühen Stadien eines Ausbruchs ein wirksames Mittel sein, um das Viruswachstum zu begrenzen und das Ausmaß und die Dauer des HSV-1-Ausbruchs zu verringern.

Burning-Mouth-Syndrom

Das Burning-Mouth-Syndrom (BMS) äußert sich durch Zungen- und Schleimhautbrennen. Es betrifft nur circa zwei Prozent der Bevölkerung, wobei Frauen etwa fünfmal so häufig betroffen sind. Für die Erkrankten ist es eine sehr unangenehme Erfahrung. Diese seltene Erkrankung ist durch ein Kribbeln, Brennen oder sogar Verbrühungsgefühl in der gesamten Mundhöhle – an Zahnfleisch, Lippen, Wangen, Zunge oder Gaumen – gekennzeichnet. Diese Symptome können plötzlich beginnen und stunden- oder tagelang anhalten. Manchmal verschwinden sie und kehren unerwartet wieder. Einige Menschen wachen mit einem guten Gefühl auf und stellen dann fest, dass ihre Symptome plötzlich auftreten und sich im Laufe des Tages verstärken. Während der Nacht treten in der Regel keine Symptome auf.

Das primäre Burning-Mouth-Syndrom hat keine zugrunde liegende Ursache und ist daher schwer zu diagnostizieren. Das sekundäre Burning-Mouth-Syndrom hingegen hat eine erkennbare Ursache und kann mit Diabetes, Mangelernährung, Allergien, Angstzuständen, Depressionen, hormonellen Ungleichgewichten, Medikamenten oder Sodbrennen assoziiert sein. Hier kann es hilfreich sein, Stress abzubauen, Nahrungs- oder Medikamentenauslöser zu reduzieren, sich mehr zu bewegen, die Zahnpasta zu wechseln und während des Tages kühle Flüssigkeiten zu trinken.

Für die Mehrheit der Patienten gibt es keine allgemeingültige, wirksame Behandlung, obwohl häufig Medikamente gegen chronische Schmerzen verschrieben werden. Die beste Vorgehensweise, um die Symptome zu beseitigen, damit sie nicht wiederkehren, besteht darin, die Ursache für das Brennen im Mund zu finden. Da dies schwierig zu bewerkstelligen sein kann, ist die Behandlung der Symptome die nächstbeste Lösung.

Eine Studie, die die Wirksamkeit der Anwendung einer Kunststoffhülle zum Schutz der Zunge untersuchte, ergab, dass ihr Einsatz die Schmerzen verringert und die Lebensqualität der Patienten verbessert. Die Ummantelung reduzierte die Reibung zwischen Zunge, Zähnen und Zahnfleisch und schützte die Zunge vor Temperaturschwankungen und Speichelfluss. Wenn Aloe-vera-Gel vor dem Aufsetzen des Kunststoffzungenschutzes auf die Zunge aufgetragen wurde, war die Schmerzlinderung sogar noch besser, und die Patienten hatten eine positivere Einschätzung ihres Wohlbefindens.[57] Die entzündungshemmenden Eigenschaften des Gels können zudem die Gewebeschwellung reduzieren und das brennende Gefühl im Mund lindern.

Karies

Der Mund ist voller Bakterien, von denen einige hilfreich und andere schädlich sind. Die schädlichen Bakterien bilden eine klebrige, farblose Substanz, die sich an den Zähnen und am Zahnfleischrand festsetzt, die sogenannte Plaque. Plaque ernährt sich gerne von Zucker und Stärke, sodass fast jede Mahlzeit dem Zahnbelag Brennstoff für sein Wachstum liefert. Wenn sich die Bakterien in der Plaque von Zucker ernähren, produzieren sie Säuren. Diese Säuren demineralisieren die Zahnoberfläche, indem sie dem Zahnschmelz Kalzium und Phosphat entziehen. Der Speichel versucht, die Säuren zu neutralisieren und die fehlenden Mineralien zu liefern, sodass der Zahnschmelz remineralisiert werden kann. Manchmal erfolgt die Demineralisierung jedoch schneller als die Remineralisierung, und der Zahn beginnt zu zerfallen, wodurch Löcher oder Hohlräume entstehen.

Karies ist ein großes Problem für die Mundgesundheit und betrifft bis zu 90 Prozent der Schulkinder und die Mehrheit der Erwachsenen. Die einzige Behandlung von Karies besteht darin, den Zahn aufzubohren und das Loch mit einer Kunststoffmischung, Zement, Amalgam oder Keramik zu füllen.

Hat eine Karies einmal begonnen, kann der Prozess nicht mehr rückgängig gemacht werden. Die beste Vorgehensweise ist, Karies vorzubeugen, bevor sie entsteht. Eine gute Mundhygiene ist unerlässlich und sollte zweimal tägliches Zähneputzen mit der Bürste sowie den Einsatz von Zahnseide umfassen. Die Einschränkung des Zuckerverbrauchs kann zusätzlich dazu beitragen, den Säureausstoß von Bakterien zu senken, die eine Zahnschmelzerosion verursachen.

Die häufigsten Bakterien, die mit Zahnkaries in Verbindung gebracht werden, nämlich Keime namens *Streptococcus mutans*, sind anfällig für Aloe vera. Unverdünntes Gel und Saft aus frischen Aloe-vera-Blättern hemmten das Wachstum von *Streptococcus mutans* signifikant, indem sie in die Stoffwechselprozesse dieser Bakterien eingriffen. Aloe zeigte sich auch gegen andere verbreitete orale Bakterien wirksam, die mit Karies und Zahnfleischerkrankungen in Verbindung gebracht werden.[58]

Frische Aloe kann, wenn sie im Mund gespült wird, als Antiseptikum verwendet werden, um Mundinfektionen und Karies zu verhindern.

Aloe-vera-Mundwasser

- 60 ml Aloe-vera-Gel aus frischen Blättern
- 120 ml destilliertes Wasser
- 1 TL Backpulver
- 4 Tropfen ätherisches Pfefferminzöl

1. Aloe-Blätter der Länge nach durchschneiden. Gel und Saft von beiden Seiten auskratzen. So viele Blätter wie nötig verwenden, um etwa 60 ml zu erhalten.
2. Wasser, Backpulver und ätherisches Öl hinzugeben und umrühren, bis alles gut vermischt ist.
3. Mundwasser in einem sauberen Glasgefäß im Kühlschrank aufbewahren.
4. Morgens und abends verwenden. 1 bis 2 EL 30 Sekunden lang im Mund spülen, danach ins Waschbecken spucken.

Trockenes Zahnfach

Wenn ein Zahn gezogen wird, bildet sich ein Blutgerinnsel über dem leeren Zahnfach, sodass die Wunde heilen kann. Bei einem kleinen Prozentsatz der Patienten geht das Blutgerinnsel verloren, was zu einem trockenen Zahnfach *(Alveolitis sicca)* führt. Die darunterliegenden Nerven und der Kieferknochen werden freigelegt, wodurch Schmerzen und Entzündungen hervorgerufen werden. Dies geschieht in der Regel einige Tage nach der Zahnentfernung und kann durch orale Bakterien, Nikotin oder Hormonschwankungen verursacht werden, die eine korrekte Bildung des Blutgerinnsels *(Koagulum)* verhindern. Auch durch Saugen durch einen Strohhalm, Spucken oder aggressives Spülen kann das Blutgerinnsel herausgelöst werden.

Ein trockenes Zahnfach tritt vermehrt auf, wenn die Weisheitszähne entfernt werden. Der Schmerz kann sehr stark sein und in andere Teile des Kopfes ausstrahlen. Die Folge ist häufig Mundgeruch, besonders wenn die Bakterienzahl hoch ist. Frei verkäufliche Schmerz- und entzündungshemmende Medikamente können notwendig sein, bis ein Zahnarzt das Zahnfach spülen kann, um Speisereste zu entfernen und einen medikamentösen Verband anzulegen. In sieben bis zehn Tagen wächst neues Gewebe über den freiliegenden Schaft und stellt die normale Mundgesundheit wieder her.

Wer das Gefühl hat, dass ein Risiko für ein trockenes Zahnfach besteht, sollte mit seinem Zahnarzt über zusätzliche Maßnahmen nach einer Zahnextraktion sprechen, um diesen schmerzhaften Zustand zu verhindern. Eine solche Maßnahme ist die Anwendung eines SaliCept-Pflasters.* Dabei handelt es sich um ein gefriergetrocknetes Gel mit dem Wirkstoff Acemannan, der aus dem inneren Gel der Aloe-vera-Blätter gewonnen wird. Dieses gefriergetrocknete Gel wurde von der US-amerikanischen Lebensmittel- und Arzneimittelbehörde (U.S. Food and Drug Administration = FDA) für die Behandlung von trockenem Zahnfach nach Zahnextraktionen zugelassen. Wenn dieses Gelpflaster unmittelbar nach der Extraktion in die Alveole, also das Zahnfach, eingesetzt wurde, reduzierte es in einer Studie die Inzidenz trockener Alveolen im Vergleich zur Verwendung des verschreibungspflichtigen Antibiotikums Clindamycin erheblich.[59, 60]

* Das SaliCept-Pflaster ist auf dem deutschen Markt nicht erhältlich. In den USA ist für den Erwerb ein ärztliches Rezept notwendig. Gefriergetrocknetes Aloe-vera-Gel ist jedoch online frei erwerblich, wobei die Nutzung vorab unbedingt mit dem behandelnden Zahnarzt abgesprochen werden sollte. (Anm. d. Red.)

Acemannan erwies sich zudem als ebenso wirksam wie das häufig verwendete Zahnschmerzmedikament und Antiseptikum Alvogyl.[61] Aloe fördert die Wundheilung, indem es das Gewebewachstum begünstigt. Diese Behandlung schützt die freiliegenden Nerven und den Kieferknochen, reduziert Entzündungen und Schmerzen und hält bakterielle Angriffe in Schach.

Durch Zahnextraktion verursachte Zahnfleischtaschen

Auch wenn Zähne ein Leben lang halten sollen, gibt es unvermeidbare Situationen, in denen ein Zahn gezogen werden muss. Dies kann durch einen Zahnengstand, eine Zahnfleischerkrankung, Karies oder ein Trauma bedingt sein. Sobald der Zahn gezogen wird, bildet sich ein Blutgerinnsel im Zahnfach. In das Loch wird ein Mullkissen gelegt, auf das der Patient so lange beißt, bis die Blutung aufhört. Wenn die Extraktionsstelle sehr groß ist, wie es bei einem impaktierten, also nicht vollständig in die Zahnreihen durchgebrochenen Zahn der Fall sein kann, kann der Zahnarzt einige selbstauflösende Stiche setzen, um die Zahnfleischränder zu schließen. Zu diesem Zeitpunkt ist das Zahnfleischgewebe anfällig für Infektionen, daher sollte der Patient mit Bürste und Zahnseide Nahrungsmittelteilchen entfernen, wobei er das beschädigte Gewebe schonend behandeln sollte. Nach etwa einer oder zwei Wochen sollten die Schmerzen vollständig verschwunden und das Zahnfleischgewebe geheilt sein. In der Regel werden Schmerzmittel verschrieben. Um die Schwellung zu minimieren, kann zudem Eis in der Nähe des betroffenen Bereichs auf den Kiefer gelegt werden.

Die Heilung des verletzten Zahnfleisches steht im Vordergrund, aber der Patient muss auch die Schmerzen in den Griff bekommen und Infektionen vermeiden. Hierfür kann Aloe vera eingesetzt werden. In einer Studie mit 40 Patienten, bei denen Zähne entfernt wurden, erhielten diese sieben Tage lang entweder mit Aloe vera getränkte Gelschäume, die sie auf ihre leeren Zahnfleischtaschen auftrugen, oder Schmerzmittel. Die Aloe-vera-Gruppe hatten nach einer Woche eine signifikant bessere Wundheilung. Die Schmerzen nahmen am Tag der Extraktion nach zwei Stunden stark ab, ein Trend, der sich während der gesamten Studie fortsetzte. Die Schmerzkontrolle war besser als in der Medikamentengruppe.[62] Aloe besitzt auch eine bekannte antibakterielle Wirkung und bietet somit Schutz vor Krankheitserregern und senkt das Infektionsrisiko.

Aloe ist ein multifunktionales, sicheres und kostengünstiges Naturprodukt, das zur Linderung der Beschwerden von geschädigtem Zahnfleisch und zur Beschleunigung der Wundheilung eingesetzt werden kann.

Starke Zähne

Ein Lächeln ist oft das Erste, was ein Mensch bei einem anderen Menschen bemerkt. Starke, gesunde Zähne sind attraktiv und können ein durchschnittliches Lächeln in ein strahlendes Megawattlächeln verwandeln. Milchzähne sind in der Regel perfekt aufgestellt und leuchtend weiß. Wenn nur unsere zweiten Zähne genauso beeindruckend wären. Sie beginnen als starke Zähne mit viel Zahnschmelz (der harten weißen Schale über den Zähnen), der die äußere

Oberfläche bedeckt und das Dentin (dichtes, knöchernes Gewebe, das den größten Teil des Zahnes bildet) sowie die Pulpahöhle, die Nerven und Blutgefäße beherbergt, schützt. Mit zunehmendem Alter erodiert der Zahnschmelz durch den Kontakt mit säurehaltigen Nahrungsmitteln, was aber auch durch Mundtrockenheit und geringe Speichelmengen verursacht werden kann. Wenn sich der Zahnschmelz abnutzt, können die Zähne empfindlich werden, sich verfärben und brechen. Vor allem aber können sie anfällig für Zahnfäule werden, die zu Karies führt. Dies verschlechtert die Zahnschmelz- und Dentinintegrität der Zähne und schwächt sie so stark, dass der infizierte Bereich entfernt werden muss, um den betroffenen Zahn zu retten.

Der beste Weg, ein Leben lang starke Zähne zu haben, ist die sorgfältige Pflege der Zähne. Die Zähne sollten zweimal täglich geputzt und einmal täglich mit Zahnseide gereinigt werden, zudem sollte man einen Überschuss an säurehaltigen Nahrungsmitteln vermeiden.

Aloe-vera-Gel kann positive Auswirkungen auf die Zahngesundheit haben. Eine der in der Aloe gefundenen Verbindungen, Acemannan, wurde in einer Studie zur Behandlung menschlicher Zahnpulpazellen verwendet.[63] Diese Zellen spielen eine Rolle bei der Entwicklung des Zahnschmelzgewebes.[64] Acemannan förderte sowohl die Dentinbildung aus Zahnpulpazellen als auch die Mineralisierung.[65]

Zum Schutz der Zähne nach Zahnschmelzerosion sollte Aloe-vera-Gel Teil der täglichen Mundpflege sein, und es sollte regelmäßig mit einem Aloe-Mundwasser gespült werden. Aloe kann äußerst hilfreich dabei sein, unsere wertvollen Zähne zu schützen und die Langlebigkeit der Zahngesundheit ein Leben lang zu gewährleisten.

Ohrenschmerzen

Infektionen im äußeren Gehörgang *(Otitis externa)* sind sehr häufig und werden meist durch Bakterien, manchmal auch durch Pilze verursacht. Schwimmer, Menschen mit engen Gehörgängen oder mit Hautproblemen wie Ekzemen oder Psoriasis sind in der Regel stärker betroffen. Die warme, feuchte Umgebung im Ohr ist der perfekte Nährboden für Bakterien oder Pilze, die im Wasser oder auf der Haut vorkommen. Sie dringen leicht in die Haut ein und vermehren sich dort. Die Infektion verursacht Juckreiz und Rötungen, die sich zu starken Schmerzen im und um das Ohr, Eiterausfluss, Fieber und teilweiser oder vollständiger Verstopfung des Gehörgangs ausweiten können. Um die Infektion zu stoppen, verschreiben Ärzte üblicherweise Antibiotika, Antimykotika oder Ohrentropfen, die diese beiden Wirkstoffe enthalten, sowie Steroide. Auch rezeptfreie Schmerzmittel wie Ibuprofen werden empfohlen.

Außenohrentzündungen sind sehr verbreitet und können extrem schmerzhaft sein, wenn sie unbehandelt bleiben. Nach Rücksprache mit dem Kinderarzt, bei der sichergestellt werden sollte, dass es sich bei den Schmerzen nur um eine Infektion des äußeren Ohres handelt und das Trommelfell nicht perforiert ist, kann Aloe-vera-Gel zur Behandlung der Infektion und Linderung der Symptome verwendet werden. Dazu kann ein Aloe-Blatt der Länge nach aufgeschnitten und das klare innere Gel ausgekratzt und zu einer klebrigen Flüssigkeit zerdrückt werden. Wenn das Kind auf der Seite liegt, können mit einer Pipette zwei bis drei Tropfen des Gels in das infizierte Ohr gegeben werden. Das Ohr sollte etwa zehn Minuten lang mit einem Wattebausch abgedeckt werden. Nach dieser Zeit muss sich das Kind aufsetzen und den Kopf in die entgegengesetzte Richtung neigen, und die austretende Flüssigkeit sollte mit einem Wattebausch aufgefangen werden. Dies kann zweimal am Tag erfolgen, bis die Infektion abgeklungen ist.

Aloe hat antibakterielle und antimykotische Eigenschaften, die helfen können, die Infektionsquelle zu beseitigen. Aloe kann Schwellungen, Rötungen und Schmerzen lindern, um das Wohlbefinden wiederherzustellen und die Einnahme von rezeptfreien Schmerzmitteln zu verringern.

Ekzeme

Ekzeme sind eine Gruppe von Erkrankungen, die zu Juckreiz und Entzündungen der Haut führen. Häufig geht ein Ekzem mit Asthma oder Heuschnupfen einher. Besonders bei Kleinkindern tritt es oft auf, hier sind bis zu 20 Prozent betroffen. Meist wachsen die Kinder bis etwa zum zehnten Lebensjahr aus der Ekzemphase heraus. Aber auch etwa drei Prozent der älteren Kinder und Erwachsenen sind von Ekzemen betroffen und leiden im Laufe ihres Lebens immer wieder darunter.

Während eines Ausbruchs ist die Haut juckend, verdickt, trocken und schuppig. Sie kann zudem rot oder braun sein, und die Pigmentierung kann beeinträchtigt sein. Es gibt viele Auslöser, die das Auftreten von Hautausschlägen verursachen, darunter Kratzen, heiße Duschen, Stress, Kleidung oder Allergene. Nahezu alle Menschen mit Ekzemen haben *Staphylococcus-aureus*-Bakterien auf der Haut, die sich schnell vermehren, wenn sie die Oberfläche durchdringen. Wenn dies geschieht, verschlimmern sich die Symptome. Cremes und orale Medikamente zur Kontrolle des Juckreizes und der Entzündung können helfen, die Symptome in den Griff zu bekommen, und Antibiotika können zur Beseitigung einer Infektion beitragen.

Kortikosteroide (kortisonähnliche Medikamente, die zur Linderung eingesetzt werden) sind zwar häufig wirksam bei der Verringerung der durch die Ekzeme verursachten Rötung, des Juckreizes und der Schwellung, können diese Symptome aber auch verschlimmern. Bei einigen Anwendern kann es dadurch zu Hautfarbveränderungen, Akne, Blutergüssen oder auch roten oder weißen Flecken auf der Haut kommen.

Aloe vera wird als sichere Alternative zu Kortikosteroiden zur Behandlung von chronischen Ekzemen eingesetzt. Eine zehntägige Behandlung mit Aloe-vera-Gel hemmte in einer Studie nachweislich die Entzündung der Haut und verringerte die IgE-Werte. Immunglobulin E (IgE) ist ein Antikörper, der vom Immunsystem als Reaktion auf Allergene produziert wird.[66] Schwere Ekzeme sind mit hohen IgE-Spiegeln assoziiert und erhöhen das Risiko, Nahrungsmittel- und Luftallergien zu entwickeln.[67]

In schwerwiegenderen Fällen kann Aloe-vera-Gel zusammen mit anderen, von einem Dermatologen empfohlenen

Behandlungsmethoden verwendet werden. Menschen mit leichteren Fällen können versuchen, zunächst nur das Aloe-vera-Gel zu verwenden, bevor bei Bedarf Medikamente hinzugefügt werden. Das Gel kann direkt auf die Haut aufgetragen werden, doch sollte zunächst eine kleine Hautfläche getestet werden, um sicherzustellen, dass keine allergische Reaktion auftritt, weil Personen mit Ekzemen anfälliger für Hautempfindlichkeit sind.

Schuppenflechte

Schuppenflechte *(Psoriasis)* ist eine häufige Hauterkrankung, die dadurch verursacht wird, dass Hautzellen zehnmal schneller wachsen als normal. Dieser Überfluss an Zellen erzeugt erhabene, rote Flecken mit silbrigen Schuppen auf der Hautoberfläche. Diese Stellen können juckend und schmerzhaft sein, und die Haut kann austrocknen, reißen und bluten. Auch die Nägel können löchrig und verfärbt sein. Bis zu 30 Prozent der Menschen mit Psoriasis leiden auch an Psoriasis-Arthritis und haben Schmerzen und Schwellungen in ihren Gelenken.

Die meisten Fälle von Psoriasis durchlaufen Phasen des Aufflackerns und Nachlassens und können durch Stress, bestimmte Medikamente, Infektionen, Hautverletzungen, Rauchen oder kaltes Wetter ausgelöst werden. Diese Auslöser setzen ein gestörtes Immunsystem in Aktion. Einige der weißen Blutkörperchen greifen gesunde Hautzellen an und lösen andere Immunreaktionen aus, die den Überschuss an Hautzellen, Rötungen, Entzündungen und andere Symptome hervorrufen. Psoriasis ist nicht heilbar, kann aber mit topischen Behandlungen, Lichttherapie und oralen oder injizierbaren Medikamenten behandelt werden.

Bis heute zielen sämtliche Maßnahmen vor allem darauf ab, die Krankheit so lange wie möglich in Schach zu halten und die Symptome des Wiederaufflammens zu behandeln, sobald sie auftreten. Aloe vera hat sich als wirksam und sicher für diese Schübe erwiesen. Wenn die Aloe einer Creme zugegeben und zur Behandlung von Patienten mit leichter bis mittelschwerer Psoriasis mit Flecken verwendet wurde, kam es in einer Studie bei über 83 Prozent der Patienten zu einer signifikanten Beseitigung der Psoriasis-Plaques. Im Vergleich dazu geschah dies bei weniger als sieben Prozent der Patienten, die eine Placebo-Creme verwendeten.[68] Verglichen mit Triamcinolonacetonid, einem Kortikosteroid, das bei Psoriasis verschrieben wird, um Entzündungen, Rötungen und Juckreiz zu reduzieren, war Aloe vera wirksamer bei der Linderung der klinischen Symptome der leichten bis mittelschweren Psoriasis.[69]

Aloe kann als leicht zugängliche und sichere Alternative zu anderen topischen Behandlungen zur Reduzierung der Symptome der Psoriasis betrachtet werden.

Warzen

Warzen sind kleine Hautwucherungen, die durch das humane Papillomavirus (HPV) verursacht werden. Die Warzen sind in der Regel fleischfarben und enthalten kleine schwarze Punkte, die faktisch geronnene Blutgefäße sind. An den Händen und Fingern kommen sie am häufigsten vor, was nicht überraschend ist, da das Virus ansteckend ist. Treten Warzen an den Fußsohlen auf, werden sie Plantarwarzen genannt.

Die meisten Warzen verschwinden von selbst, was jedoch ein oder zwei Jahre dauern kann. Viele Menschen empfinden sie als peinlich und entscheiden sich dafür, sie mit Salicylsäure-Medikamenten, durch Vereisen oder Laserbehandlungen loszuwerden. Diese Behandlungen können Schmerzen, Blasenbildung und Narbenbildung verursachen.

Frei verkäufliche sowie ärztlich verordnete Behandlungen können teuer und schmerzhaft sein, ganz zu schweigen davon, dass sie unwirksam sind oder nur langsam wirken. Einfach anzuwendende Behandlungen zu Hause mit Aloe vera können Warzen schmerzfrei entfernen. Dazu kann man mit einem Wattebausch großzügig Aloe-vera-Gel auf die Warze auftragen und mit einem Verband an Ort und Stelle halten. Um beste Ergebnisse zu erzielen, sollte dies morgens durchgeführt und der Verband abends gewechselt werden. Je nach Größe und Lage sollte die Warze nach ein bis zwei Wochen verschwinden.

Die antiviralen Verbindungen der Aloe tragen wesentlich zur Zerstörung der Warze bei, während ihre anderen Eigenschaften den Heilungsprozess unterstützen.

Beingeschwüre

Geschwüre oder Wunden, die am Bein auftreten und deren Abheilung Wochen dauert, werden als Beingeschwüre

(Ulcus cruris) bezeichnet. Meistens treten sie bei Menschen mit venösen Durchblutungsstörungen auf, die einen erhöhten Druck in den Venen zur Folge haben. Dies führt dazu, dass die Blutgefäße in der Haut spröde werden. Eine geringfügige Verletzung der Haut wie beispielsweise ein Kratzer kann die Haut aufreißen und eine Wunde bilden. Menschen mit tiefer Venenthrombose, Arthrose, Diabetes, Übergewicht oder Krampfadern haben ein erhöhtes Risiko. Auch kürzlich durchgeführte Hüft- oder Knieoperationen fallen in diese Kategorie. Das betroffene Bein ist in der Regel geschwollen, schmerzhaft und juckt. Manchmal hat die Wunde einen übel riechenden Ausfluss.

Damit die Wunde heilen kann, muss sie gereinigt und verbunden werden. Dann werden Kompressionsverbände über den Verband gelegt, um die Durchblutung in den Beinen zu verbessern. Da Beingeschwüre offene Wunden sind, können sie sich entzünden. Wenn dies geschieht, können sie nicht heilen. Zur Bekämpfung der Infektion können Antibiotika verabreicht werden, aber die zunehmende Bedrohung durch multiresistente Bakterien gibt Anlass zu großer Sorge. In diesen Fällen können größere Gesundheitsprobleme auftreten, die die Lebensqualität des Patienten stark beeinträchtigen. Sie können sogar lebensbedrohlich sein.

Eine natürliche Alternative, die sich als wirksam erwiesen hat, ist Aloe vera. Das Gel aus dieser Pflanze wurde in einer Studie auf Verbände aufgetragen und über infizierte Beingeschwüre von Patienten gelegt. Nach elf Tagen war das Bakterienwachstum in 93 Prozent der Fälle zum Stillstand gekommen. Eine weitere Gruppe von Patienten erhielt ein routinemäßig angewendetes topisches Antibiotikum für ihre Beingeschwüre. Bei diesen Patienten wurde das Bakterienwachstum hingegen bei keinem der Geschwüre vermindert.[70]

Das Aloe-vera-Gel kann auf infizierte Wunden von Beingeschwüren aufgetragen werden, um die Bakterienzahl und die Infektion deutlich zu reduzieren und den Weg für die Wundheilung zu ebnen.

Blaue Flecken

Häufig treten blaue Flecken nach Ereignissen auf, denen man zunächst keine Bedeutung zumisst, wie das Stoßen gegen einen Bettpfosten oder das Anstoßen einer Hüfte an der Küchenarbeitsplatte. Sie können auch durch intensive körperliche Betätigung, Durchblutungsstörungen oder blutverdünnende Medikamente hervorgerufen werden. Ältere Menschen sind anfälliger für blaue Flecken, weil sie eine dünnere Haut haben, die den darunterliegenden Blutgefäßen weniger Halt gibt.

Wenn die Haut verletzt wird, werden die Blutzellen unter der Haut beschädigt. Sie lassen Blut austreten, das sich unter der Hautoberfläche sammelt und zu einem empfindlichen und manchmal schmerzhaften schwarzen oder blauen Fleck führt. Der Bluterguss beginnt zu heilen und verfärbt sich gelb oder grün und verblasst schließlich, wenn das Blut wieder resorbiert wird. Man kann eine Kombination aus Eis und Wärme auf den Bluterguss anwenden, um die Schwellung zu reduzieren und die Durchblutung des Bereichs zu verbessern.

Zur Behandlung von blauen Flecken kann auch Aloe vera verwendet werden. Mittels einer topischen Anwendung können Entzündungen, Empfindlichkeit und Schmerzen gelindert werden. Aloe erhöht die Durchblutung des geschädigten Gewebes und beschleunigt die Heilung, indem sie altes Blut abtransportiert und die zur Reparatur benötigten Nährstoffe zuführt. Dies fördert die Entwicklung neuer Blutgefäße, die als Ersatz für die beschädigten Gefäße benötigt werden. Das innere Gel aus frischen Aloe-Blättern kann direkt auf das geprellte Gewebe aufgetragen werden. Sollte dies nicht möglich sein, funktioniert reines Aloe-vera-Gel, das online oder im Einzelhandel gekauft werden kann, genauso gut. Das Gel sollte je nach Bedarf mehrmals täglich aufgetragen werden, bis der blaue Fleck verschwunden und die Haut nicht mehr empfindlich ist.

Hauterfrierungen

Haut, die Temperaturen unter dem Gefrierpunkt ausgesetzt ist, kann Erfrierungen entwickeln: ein Zustand, bei dem die Haut und das darunterliegende Gewebe gefriert. Eine solche Verletzung betrifft am häufigsten Finger, Zehen, Füße, Nase, Ohren und Wangen, obwohl auch andere Körperregionen Erfrierungen bekommen können, wenn sie ungeschützt bleiben. Wenn die Haut sehr kalt wird, verengen sich die Blutgefäße, und Sauerstoff wird von den Extremitäten zu den lebenswichtigen Organen geleitet. Dieser Mangel an Sauerstoff und die mangelnde Blutversorgung der Haut schädigen das Gewebe. Weitere Verletzungen entstehen durch die Bildung von Eiskristallen in den Zellen und Blutgefäßen.

Der Schaden hängt davon ab, wie tief die Erfrierungsverletzung geht. Oberflächliche Erfrierungen betreffen die oberen ein oder zwei Hautschichten. In der Regel gibt es wenig bis keinen Gewebeverlust, und die Verletzung kann geheilt werden. Tiefe Erfrierungen betreffen die ersten beiden Hautschichten sowie das darunterliegende Fettgewebe oder sogar die Muskeln, Sehnen und Knochen unterhalb der Fettschicht. Hier kommt es in der Regel zu Gewebeverlust. Bei Erfrierungen fühlt sich die Haut üblicherweise kalt und fest an, was dazu führen kann, dass sie weiß aussieht und sich taub anfühlt. In schwereren Fällen wird die Haut weiß, blau oder tiefrot, und es bilden sich Blasen. Schwerer geschädigte Haut kann mit der Zeit schorfig werden und sich schwarz verfärben.

Zur Behandlung sollten Menschen mit Erfrierungen Schutz vor der Kälte suchen, umgehend warme, trockene Kleidung anziehen und die erfrorene Haut vor Reibung und Druck schützen. Erfrierungsopfer sollten so schnell wie möglich mit warmen Getränken versorgt werden und mit der Wiedererwärmung der Haut beginnen. Die Haut wird langsam von selbst auftauen, es sei denn, andere medizinische Probleme erfordern eine schnelle Wiedererwärmung, die mit warmem Wasser bei Körpertemperatur für etwa 30 Minuten erfolgen kann. Während dieser Zeit sind wahrscheinlich entzündungshemmende und schmerzstillende Medikamente erforderlich. Die Behandlung tiefer Erfrierungen sollte unter ärztlicher Aufsicht erfolgen.

Oberflächliche Erfrierungen können in der Regel zu Hause behoben werden, wenn es jedoch irgendwelche Bedenken gibt, ist ein Besuch beim Arzt erforderlich. Man kann zweimal täglich reines Aloe-vera-Gel direkt auf die erfrorene Haut auftragen, bis diese abgeheilt ist. Aloe kann die Durchblutung der Haut verbessern, die Erweiterung verengter Blutgefäße fördern und den Zellen den dringend benötigten Sauerstoff zur Reparatur zuführen. In einer wissenschaftlichen Untersuchung wurden die erfrorenen Ohren von Kaninchen entweder mit Aloe-vera-Creme oder Pentoxifyllin – einem Medikament, das den Blutfluss durch die Blutgefäße erleichtert – behandelt. Man stellte fest, dass Aloe vera das Überleben des Gewebes wirksamer verbessert als Pentoxifyllin. Beide Substanzen erwiesen sich als viel effektiver als keine Behandlung.[71] Aloe ist zudem entzündungshemmend und kann helfen, Gewebeschwellungen, Rötungen und Schmerzen zu reduzieren.

Hautverbrennungen

Eine Verbrennung durch Sonnenlicht, Hitze, Chemikalien, Elektrizität oder Strahlung schädigt die Haut und möglicherweise das darunterliegende Gewebe. Es gibt drei Arten von Verbrennungen. Verbrennungen ersten Grades betreffen die äußere Hautschicht und verursachen kleinere Entzündungen, Rötungen und Schmerzen. Verbrennungen zweiten Grades schädigen die äußere Hautschicht und die darunterliegende Schicht. Diese Verbrennungen sind durch Blasen, Rötung und Schmerz gekennzeichnet. Verbrennungen dritten Grades sind die schwerwiegendsten und schädigen auch die tiefste Hautschicht. Sie haben ein weißes, ledriges Aussehen. Die Behandlung von Verbrennungen dritten Grades umfasst die Reinigung der Wunde, das Auftragen einer Antibiotika-Creme und die Einnahme von Schmerzmitteln. Schwere Verbrennungen sollten unbedingt immer von einem Arzt behandelt werden.

Verbrennungen ersten und zweiten Grades können von der täglichen Anwendung mit Aloe-vera-Gel profitieren. Die antibakteriellen und entzündungshemmenden Bestandteile des Gels können dazu beitragen, Infektionen zu verhindern und Rötungen und Schwellungen zu reduzieren. Der Einsatz von Aloe kann dazu führen, dass Hautverbrennungen fast neun Tage schneller heilen als unbehandelte Verbrennungswunden.[72] Die mit Aloe behandelten Verbrennungen heilen sogar schneller und mit weniger Schmerzen als Verbrennungen, die mit Silbersulfadiazin-Creme behandelt wurden, einem topischen Antibiotikum, das häufig zur Vorbeugung und Behandlung von Infektionen im Verbrennungsgewebe eingesetzt wird.[73] Aloe wirkt nicht nur besser, sie kostet auch viel weniger.

Eine Aloe-vera-Pflanze im Haus oder Garten sorgt für die frische, konstante und preiswerte Verfügbarkeit eines wirksamen Gels gegen Verbrennungen der Haut, das schnell Linderung verschafft.

Sonnenbrand

Ein zu langer Aufenthalt in der Sonne ohne Schutz durch Sonnenschutzmittel kann zu Hautverbrennungen führen. Die ultravioletten Strahlen der Sonne dringen in die Haut ein und steigern die Melaninproduktion, mit der der Körper die Haut vor den schädlichen Auswirkungen der Sonne schützt. Wenn man sich jedoch zu lange der Sonne aussetzt oder die Strahlen zu intensiv sind, reicht das Melanin nicht aus, und die Haut verbrennt. Die Haut wird rot, schmerzhaft und geschwollen, fühlt sich heiß an und kann kleine, mit Flüssigkeit gefüllte Bläschen bilden.

Solariumlampen können die Haut auf dieselbe Weise verbrennen wie die Sonne. Sogar die Sonnenstrahlen, die von der Oberfläche von Wasser, Sand, Eis und Schnee reflektiert werden, können Sonnenbrand verursachen. Überraschenderweise erreichen uns auch an bewölkten Tagen immer noch 80 Prozent der ultravioletten Sonnenstrahlen, weshalb auch an diesen Tagen bei Aktivitäten im Freien Vorsicht geboten ist.

Sonnenverbrannte Haut beginnt innerhalb weniger Tage von selbst zu heilen. Schmerzmittel und Kortikosteroide (kortisonähnliche Medikamente, die zur Linderung eingesetzt werden) werden häufig bei Schmerzen und zur Juckreizbekämpfung eingesetzt.

Bevor man in die Sonne geht, kann reines Aloe-vera-Gel auf die exponierte Haut aufgetragen werden. Aloe hilft, Sonnenschäden durch UVA-Lichtstrahlen zu verhindern, die tief in die tiefsten Hautschichten eindringen und sowohl Haut- als auch DNA-Schäden verursachen. In Laborstudien zeigte Aloe vera, die einer Lösung zugesetzt wurde, welche adulte menschliche Hautzellen enthielt, die UVA-Strahlen ausgesetzt waren, weniger Lichtschäden als ähnliche Zelllösungen ohne Zusatz von Aloe. Der Schutz wurde durch die Aufrechterhaltung der Zellmembranen gewährt, die sonst durch UVA-Strahlen geschädigt werden und oft sogar absterben.[74]

Wenn die Haut bereits sonnenverbrannt ist, hilft Aloe vera ebenfalls. Der Schaden ist bereits angerichtet, aber Aloe enthält Verbindungen, die die Produktion von Kollagen[75] steigern und das Wachstum von neuem, gesundem Gewebe beschleunigen können, um verbrannte, blasige und sich schälende Haut zu ersetzen. Für eine maximale Wirksamkeit muss die Pflanze in voller Stärke eingesetzt werden. Das Gel sollte also nicht mit Wasser oder einer anderen Substanz verdünnt werden. Ein sofortiger Kühleffekt sorgt für direkte Linderung, gleichzeitig werden Entzündungen verringert, und Feuchtigkeit wird zugeführt. Aloe kann mehrmals täglich angewendet werden, bis sie nicht mehr benötigt wird.

Strahlenschutz

Strahlung ist Energie in Partikel- oder Wellenform, die bei langfristiger Exposition Genmutationen verursachen und das Krebsrisiko erhöhen kann. Große Strahlendosen über einen kurzen Zeitraum verursachen eine Strahlenkrankheit und führen zu Übelkeit, Haarausfall, Organversagen oder sogar zum Tod. Im Freien ist man ständig der UV-Strahlung der Sonne ausgesetzt. In Innenräumen werden bei medizinischen Eingriffen mit Röntgenstrahlen und Tomografie-Scans Strahlen abgegeben. Im häuslichen Bereich sind unter anderem Mikrowellen, drahtlose Internetverbindungen und Mobiltelefone die Verursacher. Wenn man in der modernen Welt lebt und normal in der Gesellschaft interagiert, ist es unmöglich, eine Strahlenbelastung zu vermeiden. Am besten sind vorbeugende Maßnahmen, sei es gegenüber den ultravioletten A-(UVA-) und ultravioletten B-(UVB-)Strahlen der Sonne oder gegenüber der umgebenden Elektronik.

Strahlung spaltet Moleküle im Körper in reaktive freie Radikale auf. Diese greifen andere Verbindungen im Körper an und verursachen Zell- und DNA-Schäden. Aloe vera hat die Fähigkeit, diese freien Radikale abzufangen und so Verletzungen des Körpergewebes zu verhindern. Mäuse, denen in einer Studie vor der Strahlenexposition 15 Tage lang Aloe-vera-Gel verabreicht wurde, waren vor vielen Auswirkungen der Strahlenbelastung geschützt. Eine größere Aloe-Dosis führte im Vergleich zu niedrigeren Dosen von Aloe[76] zu milderen Strahlungssymptomen und einem verzögerten Krankheitsbeginn. Dieses Ergebnis kann als Grundlage für zukünftige Studien zur Bestimmung einer optimalen Aloe-Dosis zur Bekämpfung von Strahlenschäden verwendet werden.

Aloe hat sich auch bei der Reduzierung von Entzündungen des Enddarms bei Patienten mit akuter Strahlenproktitis als nützlich erwiesen. Dies ist eine häufige Nebenwirkung einer Bestrahlungsbehandlung bei Beckentumoren. Die zweimal tägliche Anwendung von Aloe-vera-Salbe über einen Zeitraum von vier Wochen führte in einer Studie zu einer signifikanten Verbesserung einiger Symptome wie Durchfall und vermehrtem Stuhldrang.[77] Dies verbesserte die Lebensqualität der Patienten und ermöglichte es ihnen, ihre täglichen Aktivitäten fortzusetzen.

Windelausschlag

Windelausschlag oder Windeldermatitis ist eine häufige Erkrankung bei Säuglingen, die dazu führt, dass der Po des Babys sehr wund, rot, gereizt und empfindlich wird. Das wiederholte Reiben einer verschmutzten Windel an der empfindlichen Haut des Babys verursacht manchmal diesen Ausschlag. Um dies zu vermeiden, sollte die Windel unmittelbar nach jedem Stuhlgang gewechselt werden. Allergene in Babyfeuchttüchern, -lotionen und -waschmitteln können die Empfindlichkeit der Haut erhöhen. Wenn aufgrund einer dieser Substanzen ein Windelausschlag vermutet wird, muss jede davon untersucht und ausgeschlossen oder als möglicher Verursacher ermittelt werden.

Darüber hinaus kann ein Windelausschlag auch durch eine Pilz- oder Bakterieninfektion verursacht werden. Die Auslaufsicherheit von Windeln hält den Po des Babys warm und feucht. In Kombination mit einer Veränderung des pH-Wertes des Urins schafft dies eine perfekte Umgebung für das Wachstum von Mikroben. *Candida albicans* ist einer der Hauptverursacher von Windelausschlag.

Die Windeln sollten häufig gewechselt, der Po des Babys sollte mit milder Seife und Wasser gereinigt und der Bereich vollständig getrocknet werden. Cremes und Salben können auf die Haut aufgetragen werden, um eine Feuchtigkeitsbarriere zur Vorbeugung gegen künftige Ausschläge zu schaffen. Um bei einem anhaltenden oder hartnäckigen Windelausschlag zu helfen, kann Aloe-vera-Gel den Cremes hinzugefügt oder direkt auf die gerötete und entzündete Haut des Babys aufgetragen werden. Das Gel verbessert den Windelausschlag sowohl in Bezug auf die Schwere als auch auf die Größe des Ausschlags.[78] Wenn der Ausschlag durch *Candida albicans* verursacht wurde, werden die antimykotischen Eigenschaften[79] der Aloe wirksam. Sie stimulieren die Wundheilung und reduzieren die Entzündung, sodass die empfindliche Haut sanft und schnell abheilen kann.

Verbrennungen durch Chilischoten

Die Schärfe der Chilischoten resultiert aus einer Verbindung namens Capsaicin und variiert von mild bis scharf, wobei die meisten zwischen 3500 und 8000 Scoville-Schärfeeinheiten haben. Bei diesen Einheiten handelt es sich um einen Schärfebewertungsindex, der die Schärfe eines Paprikagemüses in Zahlen von weniger als 100 (Gemüsepaprika) bis über 3 Millionen (Pepper X) angibt. Jalapeño-Chilis, die kleine braune Linien oder Narben aufweisen, sind schärfer als nicht vernarbte Chilis. Diese Narbenbildung resultiert aus Anbaubedingungen, die die Schärfe der Chilis erhöhen. Wenn Sie besonders scharfe Chilis mögen, entscheiden Sie sich für gut vernarbte Jalapeños. Gereifte rote Jalapeños sind ebenfalls schärfer als grüne. Je mehr Capsaicin enthalten ist, desto schärfer ist das Paprikagemüse.

Wer mit scharfen Chilis kochen möchte, sollte vor dem Schneiden der Schoten vorsichtshalber Haushaltshandschuhe anziehen, weil ihm dies künftigen Kummer erspart. Wenn keine Handschuhe zur Hand sind oder ein Koch es vorzieht, mit bloßen Händen zu arbeiten, darf er sich weder die Augen noch andere Körperteile reiben, da das enthaltene Capsaicin bei Berührung ein brennendes Gefühl auf der Haut verursacht. Nach dem Schneiden von Chilis müssen die Hände gründlich gewaschen werden, um jegliches Capsaicin von der Haut zu entfernen. Wenn die Hände jedoch schon angefangen haben zu brennen, sollten sie in Milch gelegt werden. Ein Protein in der Milch trennt das Capsaicin von den sensorischen Nerven in der Haut und ermöglicht es, dieses im Anschluss abzuwaschen. Nun kann Aloe-vera-Gel aufgetragen werden. Es wirkt entzündungshemmend und schmerzlindernd und beruhigt die verbrannte Haut.

Quallenstich

Quallen haben lange Tentakel am Körper, die mit winzigen giftigen Stacheln versehen sind. Wenn man sie berührt, löst ein Tentakel die Freisetzung der winzigen Stacheln aus, die dann in die Haut eindringen und Gift injizieren. Normalerweise ist nur die unmittelbare Umgebung betroffen, aber wenn das Gift in die Blutbahn gelangt, kann eine schwerwiegendere Reaktion auftreten. Beachten Sie, dass an Stränden angespülte Quallen immer noch giftig sind. Selbst Tentakel, die lose im Wasser schwimmen, können Gift abgeben. Es gibt viele Arten von Quallen, die meisten jedoch sind für den Menschen harmlos. Ein Stich verursacht in der Regel nur örtlich begrenzte Schmerzen, Brennen, Juckreiz, Schwellung und Rötung.

Bei einem Stich muss der betroffene Bereich mit Meerwasser gespült werden, dann müssen die Tentakel entfernt werden (nicht berühren). Um die stechenden Zellen zu deaktivieren, sollte der Bereich großzügig mit Essig gespült werden. Die Säuren im Essig zersetzen die Proteine des Giftes und neutralisieren es.

Sie können zweimal täglich Aloe-vera-Gel auf die betroffene Haut auftragen. Dies verringert Entzündungen, Juckreiz und Schmerzen, beschleunigt die Heilung von geschädigtem Gewebe und verringert das Risiko einer Infektion durch opportunistische Krankheitserreger, die versuchen, in die verletzte Haut einzudringen.

Giftefeu-Ausschlag

15 Prozent der Bevölkerung sind glücklicherweise nicht allergisch gegen Giftsumach, den Giftefeu *(Rhus toxicodendron)*. Das bedeutet jedoch, dass 85 Prozent besonders vorsichtig sein müssen, wenn sie sich im Freien in Gebieten aufhalten, in denen diese Pflanze gedeiht. Bei Berührung der Blätter, Stängel oder Wurzeln der Pflanze kann sich ein öliges Harz namens Urushiol auf die Haut übertragen. Selbst wenn es keinen direkten Kontakt mit der Pflanze gab, kann das Urushiol durch das Anfassen von Haustieren, Gartengeräten, Kleidung oder anderen Gegenständen, die mit der Pflanze in Kontakt gekommen sind, übertragen werden. Das Harz dringt schnell in die Haut ein, und die Symptome entwickeln sich innerhalb von 12 bis 72 Stunden. Rötungen, Juckreiz, Schwellungen und Bläschen, die nässen und verkrusten können, treten häufig auf der Haut auf und halten zwischen einer und drei Wochen an. Der Ausschlag ist nicht ansteckend, aber Urushiol kann von Mensch zu Mensch übertragen werden.

Die betroffene Haut sollte mit milder Seife und warmem Wasser gewaschen werden, um das Harz zu entfernen. Die Schwere der Infektion kann gemildert oder sogar verhindert werden, wenn das Harz weggespült wird, bevor es eine Chance hat, in die Haut einzudringen. Der Ausschlag ist selbstheilend, und die Symptome verschwinden oft von selbst, aber wenn sie schwerwiegend sind oder eine Infektion auftritt, verschreiben Ärzte häufig Kortikosteroide und Antibiotika.

Bei einem Ausschlag ist die Versuchung groß, sich zu kratzen, insbesondere bei einem Ausschlag, der so stark juckt wie der durch Giftefeu verursachte. Um die Haut zu beruhigen und Linderung zu verschaffen, kann Aloe-vera-Gel direkt auf den Ausschlag aufgetragen werden. Hierzu kann ein Zungenspatel, ein Hölzchen vom Eis am Stiel oder ein Löffel, der danach in der Geschirrspülmaschine sterilisiert werden kann, verwendet werden. Dadurch wird verhindert, dass sich der Ausschlag auf andere Körperteile oder eine andere Person ausbreitet. Die Aloe reduziert Schwellungen, Rötungen, Schmerzen und Juckreiz, und sie verhindert, dass sich die Infektion in offene Wunden ausbreitet. Zudem beschleunigt sie die Heilung von beschädigtem Hautgewebe. Aloe-vera-Gel kann in seiner natürlichen konzentrierten Form direkt von der Pflanze oder mit Wasser verdünnt als Spray aufgetragen werden.

Aloe-vera-Spray gegen Giftefeu-Ausschlag

- 120 ml Aloe-vera-Gel aus frischen Blättern
- 120 ml destilliertes Wasser

1. Aloe-Blätter der Länge nach durchschneiden. Gel und Saft von beiden Seiten auskratzen. So viele Blätter wie nötig verwenden, um etwa 120 ml zu erhalten.
2. Das Gel in einen Mixer geben und destilliertes Wasser hinzufügen. Vermischen.
3. Verdünntes Aloe-Gel in eine Sprühflasche füllen.
4. Nach Bedarf großzügig verwenden.

Wundheilung

Hautwunden betreffen jeden Menschen irgendwann einmal. Egal, ob man sich beim Würfeln von Möhren in die

Fingerspitze schneidet oder ob man auf Kies ausrutscht und ein Knie aufschürft – Schnitte und Schürfwunden reißen das Hautgewebe ein und führen häufig zu Blutungen. Wenn die Wunde tief ist, stark blutet oder ein Gegenstand darin steckt, sollte der Betroffene einen Arzt aufsuchen. Ist die Wunde jedoch geringfügig, kann sie zu Hause behandelt werden. Sobald die Hände mit Seife und warmem Wasser gründlich gewaschen sind, kann der Schnitt oder Kratzer gereinigt werden, indem kühles, sauberes Wasser darübergegossen wird, um Schmutz und Rückstände zu entfernen. Nach dem Waschen mit Wasser und parfümfreier Seife kann eine antibiotische Salbe aufgetragen werden.

Aloe vera enthält antibakterielle Verbindungen, die helfen können, Infektionen zu verhindern. Aloe beschleunigt auch die Wundheilung und kann Schmerzen lindern, wodurch die Notwendigkeit einer Medikamenteneinnahme verringert wird. So hatten beispielsweise Patienten, die nach einer Hämorrhoiden-Operation dreimal täglich Aloevera-Creme auf ihre chirurgischen Wundstellen auftrugen, laut einer Studie nach zwei Wochen eine signifikant bessere Wundheilung als Patienten, die Placebo-Creme verwendeten. Die Patienten in der Aloe-Gruppe benötigten auch weniger Schmerzmittel, um in dieser Zeit Linderung zu erfahren.[80]

Eine Reihe von Studien an Ratten gibt mehr Einblick in den Nutzen der Aloe für die Heilung. Aloe ist wirksamer als Sulfadiazin-Creme, ein Antibiotikum, das zur Vorbeugung gegen Infektionen eingesetzt wird, und auch als Schilddrüsenhormon-Creme, von der bekannt ist, dass sie die Wundheilung beschleunigt. Laut einer Forschungsstudie ist Aloe besser in der Lage, die Gewebebildung über der Wunde zu steigern und die Bildung neuer Blutgefäße zu fördern.[81] Dies sind notwendige Prozesse, um die Wunde mit gesundem, lebensfähigem Hautgewebe zu verschließen. Aloe reduziert zudem Entzündungen und Eiterbildung in Wunden, die bei unbehandelten Ratten dagegen häufig auftreten.[82]

Das Gel kann mehrmals täglich topisch auf die Wunde aufgetragen und trocknen gelassen werden. Bei tieferen Wunden sollte die Aloe auf einen Verband aufgetragen und die Wunde damit abgedeckt werden.

Handdesinfektionsmittel

Handdesinfektionsmittel sind Reinigungsprodukte auf Alkoholbasis, ein wirksames Mittel zum Händewaschen, wenn Wasser und Seife gerade nicht verfügbar sind. Reibt man eine kleine Menge Handdesinfektionsmittel auf die Hände und zwischen die Finger und lässt sie dann trocknen, wird das Öl auf der Oberfläche der Hände entfernt und mit ihm zusammen wahrscheinlich auch alle Bakterien. Die meisten Unternehmen behaupten, dass ihre Produkte 99,9 Prozent der Keime abtöten, obwohl diese Zahlen aus Studien an inerten, also wenig reaktionsfreudigen Oberflächen und nicht aus Studien an Händen gewonnen wurden. Das US-amerikanische Gesundheitsministerium (Centers for Disease Control and Prevention = CDC) empfiehlt in den meisten Situationen das Händewaschen mit Seife und Wasser als beste Methode zur

Entfernung von Mikroben, aber alkoholbasierte Handdesinfektionsmittel können, wenn nötig, als Alternative verwendet werden.

Das Händewaschen mit Seife und Wasser ist nicht immer möglich. Für solche Fälle lässt sich ein Handdesinfektionsmittel mit Aloe vera herstellen, das man in der Handtasche, im Rucksack, in der Aktentasche oder im Auto aufbewahren kann. Aloe hat antibakterielle, antivirale und antimykotische Eigenschaften, die Krankheitserreger an den Händen angreifen können, was zu einer Verringerung ihrer Anzahl führt. Aloe ist zudem feuchtigkeitsspendend und entfernt kein natürliches Fett von der Hautoberfläche, wie es alkoholbasierte Handdesinfektionsmittel tun.

Aloe-vera-Handdesinfektionsmittel

- 120 ml reines Aloe-vera-Gel
- 60 ml alkoholfreies Hamameliswasser
- ¼ TL Vitamin-E-Öl
- 10 Tropfen ätherisches Lavendelöl
- 10 Tropfen ätherisches Teebaumöl
- 10 Tropfen eines anderen ätherischen Öls wie Zitrone, Eukalyptus, Zimt, Nelke oder Geranie

1. Alle Zutaten in einer Schüssel vermischen.
2. In eine kleine Sprühflasche aus Glas füllen.
3. Nach Bedarf verwenden.

Übergewicht

Zu viel Körperfett erhöht das Risiko für Gesundheitsprobleme wie Diabetes, Herzkrankheiten und bestimmte Krebsarten. Eine Gewichtsabnahme kann daher gewichtsbedingte Erkrankungen verbessern oder verhindern. Wenn mehr Kalorien konsumiert als verbrannt werden, speichert der Körper die überschüssigen Kalorien als Fett. In Verbindung mit Bewegung und einer gesunden Ernährung hilft eine angemessene Kalorienzufuhr, das gespeicherte Fett zu verbrennen und das Körpergewicht zu reduzieren. Stoffwechselprozesse, die in Zeiten zunehmender Fettgewebeablagerungen im Körper ablaufen, können zusätzlich zu chronischen, geringgradigen Entzündungen führen.

Übergewichtige Personen mit Prädiabetes oder frühem unbehandeltem Diabetes haben ein erhöhtes Risiko für kardiovaskuläre Komplikationen. Um diese potenziell schwerwiegenden Folgen zu verringern, sollte das Körpergewicht reduziert werden. Dies kann sehr schwierig sein und erfordert Disziplin bei der Ernährungsumstellung und bei der Steigerung der sportlichen Aktivitäten.

Die Zugabe von Aloe vera zur Ernährung ist ein einfaches Mittel, um die Gewichtsabnahme mit geringem Aufwand zu fördern. Prädiabetische und nicht behandelte diabetische Patienten, die acht Wochen lang täglich einen Aloe-Gel-Komplex erhielten, wiesen signifikant geringere Körperfettmassen auf und verloren mehr Gewicht als Patienten in der Kontrollgruppe, die keine Aloe-Dosis erhielten.[83] Aloe vera ist auch bekannt dafür, dass sie sicher ist und im Vergleich zu Medikamenten kostengünstig ist. Zudem hat sie den zusätzlichen Vorteil, dass sie die Insulinresistenz[84] und den Nüchternblutzuckerspiegel senkt.[85]

Verstopfung

Als Verstopfung (Obstipation) bezeichnet man seltenen Stuhlgang oder Schwierigkeiten beim Stuhlgang, was sehr häufig vorkommt und gelegentlich oder chronisch auftreten kann. Gelegentliche Verstopfung ist eine kurzfristige Erscheinung, während eine chronische Verstopfung vorliegt, wenn mindestens drei Monate lang weniger als drei Stuhlgänge pro Woche stattfinden. Der Stuhl bewegt sich zu langsam durch den Verdauungstrakt, was dazu führt, dass er hart und trocken wird. Er kann dann nur schwer durch den Darm gleiten und verursacht beim Betroffenen das Gefühl, den Enddarm nicht entleeren zu können. Es ist bekannt, dass die vermehrte Aufnahme von Ballaststoffen und Flüssigkeit sowie Bewegung die Magenmotilität erhöht. Wenn das nicht funktioniert, werden Abführmittel und andere Medikamente vorgeschlagen, um Wasser in den Darm zu ziehen. Zu den Nebenwirkungen dieser Medikamente gehören Aufblähungen des Bauches, Blähungen, Durchfall, Übelkeit, Erbrechen und Rektalschmerzen.

Aloe vera wird in der traditionellen und komplementären Medizin seit Langem zur Linderung von Verstopfungen eingesetzt. Der Saft der Aloe vera enthält Wirkstoffe, die von der Flora im Dickdarm zu Verbindungen verstoffwechselt werden, die eine abführende Wirkung haben. Dies wurde in einer Studie an 35 Patienten mit chronischer Verstopfung nachgewiesen. Sie erhielten 28 Tage lang entweder eine Kapsel, die Aloe vera, Flohsamen (ein Ballaststoff) und Schöllkraut (eine Pflanze, die manchmal als Abführmittel verwendet wird) enthielt, oder eine Placebo-Kapsel. Diejenigen Patienten, die die Aloe-Kapsel einnahmen, hatten häufigeren und weicheren Stuhlgang und konnten andere Abführmittel absetzen. In der Placebo-Gruppe änderte sich der Zustand der Patienten nicht.[86] Während alle drei Inhaltsstoffe der Kapsel wahrscheinlich hilfreich bei der Linderung der Verstopfung waren, spielte Aloe dabei auf jeden Fall eine Rolle. Dies bestätigt ihre bereits weit verbreitete Anwendung als Abführmittel.

Analfissuren

Eine Analfissur ist ein kleiner Riss im Gewebe, das den Anus auskleidet. Die häufigsten Ursachen hierfür sind Überanstrengung bei hartem oder großem Stuhlgang, chronische Verstopfung, anhaltender Durchfall, Geburt und Analsex. Die Fissuren können schmerzhaft sein, besonders während und nach dem Stuhlgang, zudem kann hellrotes Blut auf dem Stuhl oder am Toilettenpapier sichtbar sein, und der Bereich kann brennen und jucken. Sichtbare Risse in der Haut oder kleine Klumpen in der Nähe des Afters sind weitere Symptome. Wenn die Fissuren schon seit vielen Wochen ein Problem darstellen, können zudem Schwellungen und Narbengewebe auftreten.

Fügt man der Nahrung mehr Ballaststoffe hinzu und sorgt für eine ausreichende Flüssigkeitszufuhr, wird der Stuhl weicher und kann leichter durch den Darm rutschen. Auch Sport kann dazu beitragen, dass der Stuhlgang regelmäßig wird und die Entleerung ohne Anstrengung erfolgt. Zu einer vorübergehenden Linderung der Schmerzen können topische Anästhesiecremes eingesetzt werden. Analfissuren, die nicht abheilen, können eine Operation erforderlich machen, um Krämpfe und Schmerzen zu verringern.

Aloe-vera-Creme kann zur Vermeidung der Medikamenteneinnahme und Verhinderung einer Operation eingesetzt werden. In einer Studie führte Aloe-vera-Creme, die sechs Wochen lang dreimal täglich auf die Analfissuren der Patienten aufgetragen wurde, zu positiven Ergebnissen. Bereits nach einer Woche gingen die chronischen Schmerzen deutlich zurück, was sich bis zur fünften Woche fortsetzte. Ab diesem Zeitpunkt waren die auf die Analfissuren zurückzuführenden Schmerzen abgeklungen. Das Gewebe begann ebenfalls zu heilen, und die durch die Analfissuren entstandenen Wunden waren weniger schwerwiegend. 71 Prozent der Patienten hatten am Ende der sechswöchigen Studie weniger Blutungen beim Stuhlgang.[87]

Die Anwendung von Aloe vera zu Hause ist eine einfache Methode, um die Symptome von Analfissuren zu verringern und Schmerzen, Blutungen, Schwellungen und Juckreiz zu lindern.

Alkoholvergiftung

Alkohol umfasst alle Formen von Ethanol und ist in Wein, Champagner, Bier, Wodka, Rum, Whisky, Gin, Tequila, Brandy, Cognac und Wermut enthalten. Alkohol verstärkt die Wirkung von GABA, einem Neurotransmitter, der Botschaften an das Gehirn und das Nervensystem sendet und die Signalübertragung verlangsamt. Übermäßiger Alkoholkonsum drosselt die Signale zu stark und führt zu körperlichen und geistigen Beeinträchtigungen. Der Schweregrad dieser Auswirkungen hängt vom Gesundheitszustand des Trinkenden ab und davon, wie häufig und wie viel die Person trinkt, zudem vom Gewicht der Person, davon, ob sie Medikamente einnimmt oder ob sie Nahrung im Magen hat.

20 Prozent des Alkohols werden direkt aus dem Magen in den Blutkreislauf aufgenommen und 80 Prozent aus dem Dünndarm, wo er in der Leber verstoffwechselt wird. Nach nur einem alkoholischen Getränk kann sich die Haut erhitzt anfühlen, und die Person kann ihre Hemmungen verlieren. Je mehr Alkohol konsumiert wird, desto mehr können undeutliches Sprechen, mangelndes Urteilsvermögen, schlechte Koordination, emotionale Instabilität und Gedächtnisverlust auftreten. Irgendwann kann die Person stuporös oder sogar komatös werden. Der Alkoholkonsum kann sogar zum Tod führen, wenn der Blutdruck zu tief sinkt, die Atmung aussetzt oder die Atemwege durch Erbrechen blockiert werden.

Eine Ausnüchterung braucht Zeit. Kalte Duschen und Koffein haben eine vorübergehende Wirkung, man sollte sich aber nicht darauf verlassen, dass sie die Symptome des Alkoholkonsums beseitigen. Medikamente beschleunigen den Abtransport des Alkohols aus dem Körper nicht, nichtsteroidale Entzündungshemmer können jedoch bei Katersymptomen helfen.

Man hat herausgefunden, dass Aloin und Aloe-Emodin, Verbindungen, die im bitteren Saft der Aloe-vera-Blätter enthalten sind, die Geschwindigkeit der Alkoholoxidation im Körper erhöhen. Aloin, das Ratten zwölf Stunden vor der Verabreichung von Alkohol gegeben wurde, senkte deren Blutalkoholspiegel signifikant um 40 Prozent und erhöhte die Rate des Alkoholabbaus im Körper um 50 Prozent. Auch die Vorbehandlung mit Aloe-Emodin führte zu signifikanten Ergebnissen.[88]

Vor dem Verzehr von Aloe-Saft, der diese Verbindungen enthält, sollte man jedoch bedenken, dass es sich dabei auch um ein sehr starkes Abführmittel handelt, was in diesem Fall mehr schaden als nützen könnte.

Leichte Schilddrüsenunterfunktion

Die Schilddrüse ist eine schmetterlingsförmige Drüse in der Nähe des Halsansatzes direkt unterhalb des Adamsapfels. Die Drüse produziert Hormone, die das Wachstum und die Entwicklung des Körpers regulieren, einschließlich der Körpertemperatur, der Kraft, des Gewichts und der Stimmung. Diese Hormone steuern im Wesentlichen also die Art und Weise, wie Energie im Körper verbraucht wird. Wenn die Schilddrüse bestimmte Hormone, vor allem Trijodthyronin (T3) und Thyroxin (T4), nicht in ausreichender Menge produziert, kann sie ihre zahlreichen Funktionen nicht mehr genau kontrollieren. Dies kann zu einer langen Liste von Symptomen wie Müdigkeit, Gewichtszunahme, Kälteunverträglichkeit, Muskelschwäche, verlangsamtem Herzschlag, geschwollenem Gesicht und Depressionen führen. Manchmal ist die Schilddrüsenfunktionsstörung mild, wie im Fall einer subklinischen Hypothyreose. In solchen Fällen kann der Schilddrüsenhormonspiegel normal sein, aber ein anderes wichtiges Hormon, das als Thyreoidea-stimulierendes Hormon (TSH) bezeichnet wird, ist erhöht. Dieses Hormon wird von der Hirnanhangsdrüse gebildet, und die Produktion ist abhängig von den Spiegeln von T3 und T4. Wenn diese Werte niedrig sind (wie bei einer Hypothyreose), wird mehr TSH ausgeschüttet, um die Schilddrüse zur Produktion von mehr T3 und T4 anzuregen. Personen mit leichter Schilddrüseninsuffizienz benötigen möglicherweise eine Behandlung mit dem Hormon Levothyroxin, auch L-Thyroxin genannt. Bei Einsatz dieses Medikaments kann vorübergehender Haarausfall auftreten. Dieses Hormon sollte nicht überdosiert werden, da es zu unregelmäßigem Herzschlag, Stimmungsschwankungen und Kurzatmigkeit führen kann, wobei dies nur nur einige der möglichen Nebenwirkungen sind.

Jedes Jahr entwickelt nur ein geringer Prozentsatz der Patienten mit einer milden Schilddrüseninsuffizienz eine Hypothyreose. Wenn die Schilddrüseninsuffizienz nicht medikamentös korrigiert wird (wobei in vielen Fällen die Risiken schwerer als der Nutzen wiegen), arbeitet die Schilddrüse nicht mit voller Leistung, und der Körper leidet darunter. Aloe vera wurde als ein potenzielles Produkt zur Verbesserung der Schilddrüsenfunktion bei dieser Patientenpopulation untersucht. 30 Frauen mit subklinischer Hypothyreose, die nicht mit Levothyroxin behandelt wurden, nahmen neun Monate lang täglich Aloe-vera-Saft ein. Die TSH-Spiegel sanken deutlich, ebenso wie die Schilddrüsenperoxidase-Antikörper, die die Schilddrüsenzellen angreifen und eine Entzündung verursachen. Aloe verbesserte auch die Funktion der Schilddrüsenzellen, die T3 und T4 produzieren und ausschütten, und verringerte das Bedürfnis des Körpers, T4 (meist inaktive Form) in T3 (aktive Form) umzuwandeln.[89]

Die tägliche Einnahme von Aloe-Saft scheint bei der Wiederherstellung der Schilddrüsenfunktion in leichten Fällen subklinischer Hypothyreose zu helfen.

Schwaches Immunsystem

Das Immunsystem ist die körpereigene Abwehr gegen Bakterien, Viren, Pilze, Parasiten, Toxine und Allergene, die potenziell in den Körper eindringen und großen Schaden anrichten können. Es verfügt über ein Netzwerk von Zellen, Geweben und Organen im ganzen Körper, die rund um die Uhr arbeiten und kommunizieren, wenn eine Bedrohung erkannt wird, damit es eine Abwehr aufbauen kann. Da das Immunsystem so stark ausgelastet ist, braucht es jede Hilfe, die es bekommen kann, um zu verhindern, dass es überlastet wird. Wenn dies geschieht, kann nämlich eine Krankheit die Oberhand gewinnen.

Aloe vera kann die Immunreaktion verbessern, abhängig von der Quelle der fremden Substanz, die in den Körper eindringt. Eine Immunantwort, die sogenannte humorale Immunantwort, beinhaltet die Entwicklung von Antikörpern gegen Krankheitserreger oder Moleküle, die frei im Blut oder in der Lymphe zirkulieren. Die andere Immunantwort, die zellvermittelte Reaktion, wird stimuliert, wenn Zelloberflächenproteine abnormal werden und ihre Fähigkeit verlieren, Fremdmoleküle im Körper zu erkennen. Dies ist der Fall bei Tumorzellen, Transplantationszellen und virusinfizierten Zellen. Aloe vera, die in einer Studie Ratten verabreicht wurde, deren Immunsystem durch fremde Substanzen angegriffen wurde, verstärkte die humorale Immunantwort signifikant. Die zellvermittelte Reaktion war vermindert.[90] Daraus lässt sich schließen, dass Aloe vera zur Stärkung des Immunsystems eingesetzt werden kann, um die Bedrohung durch Krankheitserreger und Toxine, die im Blut und in der Lymphe zirkulieren, zu verringern.

Vitaminmangel

Um optimal funktionieren zu können, benötigt der menschliche Körper ausreichende Mengen an Nährstoffen, darunter auch Vitamine. Ein Mangel an Vitaminen kann zu unterdurchschnittlichen Leistungen führen und sich als unerwünschte körperliche oder schädliche physiologische Veränderungen im Körper bemerkbar machen. Einige wichtige Vitamine sind C, E und B_{12}. Vitamin C dient der Bildung und Erhaltung von Kollagen, schützt den Körper vor degenerativen Prozessen, stimuliert das Immunsystem und spielt eine Rolle bei der Vorbeugung gegen Herzerkrankungen. Vitamin E hilft bei der Bekämpfung von Gewebeschäden durch freie Radikale aufgrund von Umweltverschmutzung, chemischer Belastung und verarbeiteten Lebensmitteln. Dieses Vitamin ist sehr wichtig bei der Vorbeugung gegen Herzkrankheiten und wird häufig zur Heilung trockener Haut, zur Reparatur von Verbrennungen oder Schürfwunden und sogar zum Ausbleichen von Narben verwendet. Vitamin B_{12} ist wesentlich für die Gesundheit des Nervensystems und wird zur Bildung normaler roter Blutkörperchen benötigt.

Eine unzureichende Aufnahme über die Nahrung ist ein Grund dafür, dass der Vitaminspiegel niedrig sein könnte; eine schlechte Absorption ist ein weiterer Grund. Mit zunehmendem Alter nimmt die Vitaminaufnahme tendenziell ab. Dies hat weniger mit dem Alter zu tun als vielmehr mit Krankheit und abnehmender Organfunktion. Gesunde Nahrungsmittel und Nahrungsergänzungsmittel sind für manche Menschen möglicherweise nicht ausreichend. Die Bioverfügbarkeit von Vitaminen muss berücksichtigt werden, um sicherzustellen, dass das, was eingenommen wird, auch tatsächlich in das Körpergewebe gelangt und dort verwendet werden kann.

Aloe vera kann die Aufnahme der Vitamine C, E und B12 erhöhen. Gesunde Freiwillige, die in einer Studie Aloe vera zusammen mit Vitamin C und B12 einnahmen, wiesen im Vergleich zu Personen, die ausschließlich die Vitamine einnahmen, einen signifikanten Anstieg dieser Vitamine im Blutspiegel auf.[91] Eine andere Studie zeigte die gleiche Wirkung von Aloe vera auf die Vitamin-E-Resorption.[92] 55 bis 115 ml Aloe-vera-Saft oder inneres Blattgel zu jeder Mahlzeit oder zu jedem Nahrungsergänzungsmittel können die Vitaminaufnahme unterstützen.

Libidomangel

Der Begriff Aphrodisiakum leitet sich von Aphrodite her, der griechischen Göttin der Liebe und der Begierde, und kann ein Nahrungsmittel, ein Getränk oder ein Medikament bezeichnen, das die sexuelle Lust oder Erregung verbessert. Im Laufe der Jahrhunderte wurden sowohl pflanzliche als auch tierische Produkte verwendet, um das sexuelle Verlangen zu steigern und damit wiederum die sexuelle Leistungsfähigkeit und das sexuelle Vergnügen zu verbessern. Das natürliche Aphrodisiakum des Menschen sind Pheromone. Dies sind Chemikalien, die vom Körper abgegeben werden und deren Duft unbewusst andere anzieht, indem er physiologische und verhaltensbezogene Reaktionen auslöst. Diese können durch Nahrungsmittel und andere Wirkstoffe ergänzt werden, um das Verlangen und die Anziehungskraft noch zu steigern.

In Nigeria nehmen Männer Aloe vera zur Steigerung ihrer Libido ein. Damit sind sie in jedem Fall auf der richtigen Spur. Eine Studie über die aphrodisierende Wirkung von Aloe vera wurde an männlichen Ratten durchgeführt. Die Tiere wurden 14 Tage lang entweder mit einem Extrakt aus der Aloe-vera-Wurzel, mit Viagra oder mit destilliertem Wasser gefüttert. Aloe erhöhte das Testosteron im Blut, was den Geschlechtstrieb und die Leistung steigerte. Die Wurzel steigerte auch die Häufigkeit des Bespringens und die Kopulationsrate männlicher Ratten nach nur einem Tag der Einnahme signifikant, ähnlich wie bei den Ratten auf Viagra, wenn auch in etwas geringerem Ausmaß.[93] Die Ratten, die mit destilliertem Wasser gefüttert wurden, zeigten keine Zunahme des Sexualtriebs oder der sexuellen Leistungsfähigkeit. Diese Ergebnisse unterstützen sicherlich die Verwendung von Aloe-vera-Wurzeln als Aphrodisiakum bei Männern.

3
Schönheit und Körperpflege

Hautrötung

Eine Hautrötung oder Erythem ist eine sehr häufige Hauterkrankung. Alle Hauttypen sind anfällig für Erytheme, einige mehr als andere. Erytheme können von Sonnenschäden, Allergien, Medikamenten, Pinzetten, Sport und sogar von Massagen herrühren. Einige dieser Erytheme sind vorübergehend und verschwinden von selbst, wie rote Haut nach sportlicher Betätigung oder kräftiger Massage. Andere brauchen länger, wie sonnengeschädigte Haut, und einige können chronisch sein, was passieren kann, wenn die Haut ständig mit Allergenen in Kontakt kommt. Wenn sich die Haut rosa oder rot färbt, erhöht der Körper den Blutfluss durch die Kapillaren nahe der Hautoberfläche, um Reizstoffe zu entfernen und geschädigtes Gewebe zu heilen.

Es ist wichtig, die Ursachen von Erythemen zu verstehen. Cremes, Lotionen und Gels, die mit der Haut in Kontakt kommen, sollten überprüft und ihre Verwendung sollte sofort eingestellt werden, wenn sie die Quelle der Hautreizungen sind. Wenn topische Medikamente dafür verantwortlich sind, sollte man nach Rücksprache mit dem Arzt die Medikamente auf eine nicht hautreizende Alternative umstellen.

Aloe vera kann bei Rötungen durch Sonnenschäden und anderen Arten von Erythemen helfen. Dies zeigte sich in einer Studie bei Frauen, denen Natriumlaurylsulfat auf die Unterarme aufgetragen wurde, um ein Erythem auszulösen. Es wurde nachgewiesen, dass Aloe nach sechs Behandlungstagen bei der Reduzierung von Hautrötungen genauso wirksam ist wie Hydrokortison-Gel.[94] Aloe ist zudem sanft beruhigend und hat keine der unerwünschten Nebenwirkungen von Hydrokortison-Gel.

Pigmentflecken

Sonneneinstrahlung kann ein Melasma auslösen, eine Erkrankung, die das Auftreten von Pigmentflecken meist im Gesicht verursacht. Am häufigsten sind Nase, Oberlippe, Stirn, Wangen und Kinn betroffen, aber auch an anderen Hautpartien, die häufig der Sonne ausgesetzt sind, kann ein Melasma auftreten. Die Erkrankung betrifft vorwiegend Frauen und tritt am häufigsten bei schwangeren Frauen auf. Veränderungen der Hormone infolge einer Schwangerschaft, der Antibabypille oder einer Hormonersatztherapie können Melanozytenzellen in der Haut dazu veranlassen, mehr braune Pigmente oder Melanin zu produzieren.

Obwohl diese Erkrankung aus gesundheitlicher Sicht harmlos ist, gefällt vielen Melasmapatienten das fleckige

Aussehen nicht. Wenn Hormone der Auslöser sind, klingt die Erkrankung in der Regel ab, sobald der Hormonspiegel sinkt (nach Absetzen der Medikamente oder nach einer Schwangerschaft). Alternativ und bei anderen Auslösern ist es am sichersten, die betroffenen Bereiche vor dem Nachdunkeln zu schützen, indem man die UV-Strahlung der Sonne meidet. Im Freien sollten Sonnencreme, Hüte und Sonnenbrillen getragen werden. Hydrochinon kann die Haut aufhellen. Es kann auch in Kombination mit Kortikosteroiden eingesetzt werden, um die Wirkung zu verstärken. Zudem können auch andere Medikamente oder Verfahren wie chemische Peelings oder Laser- oder Lichttherapie eingesetzt werden.

Um die Nebenwirkungen von Medikamenten zu vermeiden und Pigmentflecken einfach zu Hause zu behandeln, kann man Aloe-vera-Gel einsetzen. Die topische Anwendung hellt dunkle Hautflecken auf. Schwangere Frauen, die in einer Studie in Liposomen eingekapseltes Aloe-vera-Gel auf ihr Melasma auftrugen, konnten eine deutliche Verbesserung des Schweregrades ihrer Hautverfärbung und eine deutliche Abnahme der Pigmentierung feststellen. Einige schwangere Frauen in der Kontrollgruppe, die nichteingekapseltes Aloe-vera-Gel direkt auf die Haut auftrugen, sahen ebenfalls eine gewisse Verbesserung, aber nicht annähernd so deutlich.[95] Die Verwendung des Liposomenträgers verbesserte die Bioverfügbarkeit des Aloe-Gels für die Hautschichten und ermöglichte das Ausbleichen tieferer Pigmentschichten.

In milden Fällen kann Aloe zum Sonnenschutz und zur Pigmentaufhellung täglich auf die Haut aufgetragen werden.

Dehnungsstreifen

Dehnungsstreifen können sich in Phasen intensiven Wachstums wie in der Pubertät oder Schwangerschaft oder bei schnellen Gewichtsveränderungen entwickeln. Die mittleren Hautschichten werden über ihre elastische Kapazität hinaus gedehnt und reißen infolgedessen. Dies kann auch passieren, wenn aufgrund medizinischer Bedingungen erhöhte Kortisonspiegel aus den Nebennieren freigesetzt werden, wodurch die Haut an Geschmeidigkeit verliert. Auch Produkte mit Kortikosteroiden können diesen Effekt bewirken. Das Narbengewebe bildet rötlich violette, schmale Linien, die schließlich zu einem silbrigen Weiß verblassen.

Dehnungsstreifen sind extrem verbreitet und treten am häufigsten an Bauch, Oberschenkeln, Hüften, Gesäß, Oberarmen und am unteren Rücken auf. Einige Dehnungsstreifen verschwinden mit der Zeit, aber andere bleiben ein Leben lang zurück. Um das Auftreten von Dehnungsstreifen zu minimieren, werden manchmal medikamentöse Lotionen, Mikrodermabrasion und Lasertherapie eingesetzt. Diese garantieren jedoch keine Ergebnisse und können teuer sein.

Eine natürliche Alternative, um das Fortschreiten von Dehnungsstreifen zu verringern, ist die Verwendung von Aloevera-Gel. Aloe-Gel, das in einer Studie auf den Unterleib nicht schwangerer Frauen aufgetragen wurde, verhinderte nicht nur die Ausbreitung der Dehnungsstreifen über einen längeren Zeitraum, sondern verringerte im Vergleich zu Frauen, die eine Kontrollcreme verwendeten, auch den Juckreiz und die durch die Erweiterung der Blutgefäße verursachten Rötungen.[96] Aloe kann dazu beitragen, geschädigte Haut zu heilen und die Elastizität des Bereichs wiederherzustellen, indem sie die Produktion von Kollagen und anderen Proteinen zur Unterstützung des Bindegewebes stimuliert und die Entwicklung neuer Blutgefäße fördert.[97]

Hautalterung

Der Prozess des Älterwerdens bringt viele Veränderungen im Körper mit sich: Die Arterien versteifen sich, die Knochen verlieren an Dichte, das Gedächtnis lässt nach, die Haut wird dünner, und es bilden sich Falten. Die Geschwindigkeit, mit der diese Prozesse ablaufen, ist von Mensch zu Mensch unterschiedlich. Genetik und Krankheit spielen eine Rolle dabei, wann und wie wir altern, aber auch unsere Ernährung und unser Lebensstil beeinflussen diesen Prozess erheblich. Es gibt viele Theorien über das Altern, die Theorie der freien Radikale wird jedoch als Erklärung immer beliebter. Man geht davon aus, dass freie Radikale für altersbedingte Schäden an Zellen und Geweben verantwortlich sind. Freie Radikale sind instabile Moleküle, die aktiv nach einem Elektron suchen. Sie greifen das nächstgelegene stabile Molekül an und stehlen eines seiner Elektronen, wodurch auch dieses Molekül zu einem freien Radikal wird. Dadurch beginnt eine Kettenreaktion, durch die immer mehr freie Radikale entstehen, die letztlich die Zelle zerstören können.

Der Schlüssel zum Stoppen dieser freien Radikale liegt in der Verfügbarkeit von Antioxidantien. Aloe vera enthält Antioxidantien in Form von Polyphenolen, Indolen, Alkaloiden,[98] Vitaminen und Mineralien.[99] Sie verhindern Zellschäden durch freie Radikale, die eine vorzeitige Alterung verursachen. Aloe stimuliert die Zellen außerdem zur Produktion von Kollagen- und Elastinfasern. Diese Proteine verbessern die Elastizität der Haut, minimieren Falten und helfen, die Poren klein und unsichtbar zu halten. Zink in der Aloe wirkt adstringierend, um die Poren weiter zu verengen und der Haut ein glattes, klares Aussehen zu verleihen. Zu diesem Zweck kann reines Aloe-vera-Gel jeden Abend auf Gesicht und Hals aufgetragen werden, um die Haut durch die wichtigen Inhaltsstoffe zu schützen und sie geschmeidig und frisch zu halten.

Spröde Lippen

Spröde Lippen sind durch trockene, rissige Haut gekennzeichnet, die gerötet sein kann und juckt. Die Haut an den Lippen ist sehr dünn und bietet dem darunterliegenden Gewebe nur geringen Schutz. Zudem enthalten die Lippen keine Talgdrüsen zur Produktion von feuchtigkeitsspendendem Öl, und der Wasserverlust der Lippen ist viel höher als anderswo am Körper. Zusätzlich erschwerende Faktoren sind trockene Umweltbedingungen, Lippenlecken, Sonnenschäden, Vitaminmangel, Medikamente und Infektionen. Rissige Lippen sind für viele Menschen ein sehr häufig auftretendes Problem, und es liegt auf der Hand, warum.

Der erste Schritt hin zu glatten, weichen Lippen ist die Verwendung eines sanften Lippenpeelings. Eine einfache Mischung aus gleichen Teilen Kokosnussöl und Zucker reicht aus. Wenn man Aloe vera zur Befeuchtung der Lippen verwendet, fühlen sie sich noch besser an. Dazu kann morgens ein Aloe-vera-Gel aus dem Blatt, mit einem Tropfen Olivenöl vermischt, aufgetragen werden. Dadurch werden die Lippen mit Feuchtigkeit versorgt, Infektionen durch die rissige Haut verhindert, ein brennendes oder gereiztes Gefühl gelindert, und ein schöner, aber dezenter Glanz wird erzielt. Aloe vera kann auch separat verwendet werden, wenn ein mattes Aussehen gewünscht wird. Für optimale Ergebnisse sollte das Gel über den gesamten Tag verteilt aufgetragen werden.

Feuchtigkeitscreme für das Gesicht

Gut mit Feuchtigkeit versorgte Haut verleiht ein strahlendes und jugendlicheres Aussehen. Ist die Haut zu trocken, also dehydriert, bilden sich Hautzellen an der Oberfläche, anstatt sich abzulösen, was die Haut rau erscheinen lässt. Die Elastizität geht verloren, und die Haut wird gespannt und möglicherweise rissig. Feine Linien und Fältchen sind stärker ausgeprägt.

Ein Feuchtigkeitsverlust kann die Folge von Sonnenschäden, heißen Duschen, Wind, übermäßigem Konsum von harntreibenden Getränken (wie Kaffee, Alkohol oder Tee), Nichtverwendung von Feuchtigkeitscremes oder Verwendung aggressiver Hautprodukte sein. Der Feuchtigkeitsverlust verstärkt sich mit zunehmendem Alter aufgrund der nachlassenden Aktivität der Öldrüsen und der verminderten Fähigkeit der Haut, Wasser zu binden.

Eine Wiederbefeuchtung oder Rehydrierung der obersten Hautschichten trägt dazu bei, das Aussehen und das Gefühl von trockener Haut zu verbessern. Aloe vera ist ein Feuchthaltemittel, das Wasser aus der Umgebung entziehen kann, um die Haut mit Feuchtigkeit zu versorgen und ihr Geschmeidigkeit zu verleihen. In Kombination mit anderen Substanzen wie Jojobaöl und Banane spielt Aloe vera eine Schlüsselrolle bei der Verjüngung trockener Haut, bei der Verringerung von Entzündungen, der Reparatur von geschädigtem Gewebe und der Bekämpfung der Zeichen der Hautalterung. Eine Aloe-Gesichtsmaske kann einfach zu Hause angefertigt und zwei- bis dreimal wöchentlich angewendet werden.

Aloe-vera-Gesichtsmaske für trockene Haut

- ½ kleine Banane
- 1 EL Aloe-vera-Gel
- 1 TL Jojobaöl

1. Die Banane zu einer Paste zerdrücken.
2. Aloe-vera-Gel und das Jojobaöl einrühren, bis alles gut vermischt ist.
3. Mischung auf das saubere, trockene Gesicht auftragen.
4. Mischung etwa 30 Minuten einwirken lassen, bis sie sich trocken anfühlt.
5. Mit Wasser abspülen.

Geschwollene Augen

Mit zunehmendem Alter beginnt das Gewebe um die Augen an Elastizität zu verlieren und wird schwächer. Fett, das sich einst im Oberlid befand, kann sich nun auf das Unterlid verlagern. Dies verursacht ein geschwollenes Aussehen.

Der Effekt wird noch verstärkt, wenn sich hier zusätzlich Flüssigkeit ansammelt. Mit der Zeit kann die Haut unter den Augen locker, schlaff, dunkel und geschwollen erscheinen. Manche Menschen stört dies nicht, andere möchten diese Schwellung jedoch aus ästhetischen Gründen reduzieren. Häufige Vorschläge sind hier ausreichender Schlaf, Schlafen mit hochgelagertem Kopf oder die Verwendung einer Kühlkompresse unter den Augen.

Aloe vera enthält entzündungshemmende Enzyme, Fettsäuren, Phenolsäuren und Hormone,[100] die Schwellungen und Tränensäcke unter den Augen reduzieren können. Aloe enthält auch Vitamin C, das die Durchblutung fördert. Dies kann helfen, die überschüssige Flüssigkeit unter dem Auge zu entfernen. Frisches Aloe-Gel kann mit dem Ringfinger auf den Bereich unter den Augen aufgetragen werden, alternativ können Wattebällchen mit Aloe getränkt und zehn Minuten lang auf die Augen gelegt werden. Um eine straffere, glatte Haut unter den Augen zu erzielen, sollte dies zweimal täglich durchgeführt werden.

Augenlotion

Die Augen sind ausdrucksstark und vermitteln Stimmung und Emotionen. Blinzeln, Lächeln, Lachen und Weinen halten die Haut um die Augen herum ständig in Bewegung. Die Haut wird gedehnt und gestaucht, nicht nur durch Gesichtsbewegungen, sondern auch wenn die Augen beim Abschminken gerieben, beim Einsetzen oder Herausnehmen von Kontaktlinsen gezogen werden oder durch eine Vielzahl von Reizungen jucken. Diese Bewegungen sowie der

Alterungsprozess verringern die Kollagenmenge im Hautgewebe und führen dazu, dass die Haut an Elastizität verliert. Da die Haut um die Augen dünn und empfindlich ist, treten feine Linien und Fältchen hier früher auf als anderswo im Gesicht. Zudem gibt es in diesem Bereich nur sehr wenige Fettdrüsen, sodass auch Trockenheit ein Problem sein kann.

Die Haut um die Augen herum erfordert besondere Aufmerksamkeit, um Krähenfüße in Schach zu halten und gleichzeitig einen wachen und ausgeruhten Eindruck zu erwecken. Es ist wichtig, ein Produkt zu verwenden, das sanft ist und die Haut nicht reizt. Aloe vera erfüllt beide Kriterien und enthält auch Antioxidantien, die vorzeitige Alterung und Hautschäden reduzieren, die durch freie Radikale infolge von Sonneneinstrahlung, Umweltverschmutzung, Alkohol oder Stress verursacht werden. Aloe vera kann die Heilung von gerissener oder geschädigter Haut stimulieren, und ihre entzündungshemmenden Verbindungen können Schwellungen unter den Augen reduzieren. Die Haut wird weich und hydratisiert. Durch Zugabe einer kleinen Menge Vitamin-E-Öl zum Aloe-vera-Gel und Aufbewahrung der Mischung im Kühlschrank lässt sich die Haltbarkeit verlängern und das antioxidative Potenzial erhöhen.

Augen-Make-up-Entferner

Viele Frauen und manche Männer verwenden Augen-Make-up, um Aufmerksamkeit zu erregen und die Schönheit der Augen und Augenbrauen zu betonen. Zu diesem Zweck kommen häufig Eyeliner, Lidschatten, Augenbrauenstifte, Concealer, Grundierung und Wimperntusche zum Einsatz.

Die Entfernung des Augen-Make-ups am Ende des Tages vor dem Schlafengehen ist unerlässlich, damit keine schädlichen Bakterien wachsen und möglicherweise das Augengewebe schädigen können. Das Entfernen des Make-ups verhindert auch die Verschmutzung von Kissenbezügen und Bettlaken.

Beim Abschminken ist darauf zu achten, dass die verwendeten Tücher und Lösungen nicht die Haut reizen und sich alle Rückstände leicht entfernen lassen. Dennoch enthalten viele dieser Produkte Natriumlaurylsulfat, Poloxamer 184, Triethanolamin, Farb- und Duftstoffe und andere Inhaltsstoffe, die empfindliche Haut reizen können. Teilweise sind auch Verunreinigungen enthalten, die eine Vielzahl von Reaktionen hervorrufen können.

Aloe-vera-Gel direkt aus dem inneren Blatt der Pflanze oder aus handelsüblichem, reinem Gel kann zum Entfernen des Make-ups um die empfindliche Augenpartie herum verwendet werden. Aloe ist ein sanfter, nicht reizender und wirksamer Entferner, der die Haut mit Feuchtigkeit versorgt und den Bereich erfrischt, befeuchtet und reinigt. Aloe wirkt auch gegen Schwellungen unter den Augen und verlangsamt die Zeichen der Hautalterung. Das Gel kann einfach auf ein Wattepad aufgetragen und über die Lider und auf die Hautpartie unter den Augen gestrichen werden.

Augenbrauengel

Augenbrauen können dünn und zart, dick und buschig oder irgendetwas dazwischen sein. Im Laufe der Jahrzehnte hat sich die Augenbrauenmode ständig verändert. Vor einem Jahrhundert galten superdünne, leicht geschwungene, gezeichnete Augenbrauen als glamourös. Später kam der Trend zu noch dünneren Brauen auf, bevor dann wieder ein natürlicheres Aussehen in Mode kam. Es folgten größere, kräftigere Brauen mit klaren Linien und einer definierten Form. Volle Brauen wurden wieder durch dünnere ersetzt, dünnere durch aufgemalte, gemalte durch übermäßig gezupfte, übermäßig gezupfte durch buschige und so weiter. Heute geht der Trend zu natürlichen, langen und kräftigen Brauen.

Auf dem Markt sind Brauengele erhältlich, die verirrte Augenbrauenhaare an ihrem Platz halten, widerspenstige Haare zähmen und ein ordentliches und wohlgeformtes Aussehen erzielen sollen. Kommerzielle Brauengele können recht kostspielig sein, und sie enthalten oft Inhaltsstoffe, die die Haut reizen können. Wenn ein Gel benötigt oder gewünscht wird, um das Aussehen zu perfektionieren, kann Aloe-vera-Gel verwendet werden. Dieses natürliche und hautberuhigende Gel spendet der Haut Feuchtigkeit und kann Rötungen durch frisch gezupfte oder gefädelte Brauen reduzieren. Aloe schützt auch vor bakteriellen Infektionen, die auftreten können, wenn Bakterien von kontaminierten Augenbrauenpinseln, Stiften, Pudern oder Gelen in die Poren eindringen und sich dort vermehren. Zu diesem Zweck kann man eine saubere Mascarabürste in Aloe-vera-Gel tauchen und damit über die Brauen streichen. Das Gel trocknet innerhalb einer Minute und hält die Brauen ohne klebrige Rückstände an ihrem Platz.

Rasiergel

Rasiermittel gibt es nicht nur in Cremeform, sondern auch als Gel oder Schaum. Sie werden von Männern für die Bartrasur und von Frauen wie Männern zur Haarentfernung an Beinen, in den Achselhöhlen und an anderen Stellen verwendet. Eine Rasur nur mit Wasser und einem Rasiermesser kann die Haut schädigen. Es können Kratzer und Schnitte oder ein juckender, geschwollener, roter Ausschlag (bekannt als Rasurbrand) entstehen. Um dies zu verhindern, wird Rasiercreme, -gel oder -schaum verwendet, um der Haut und den Haaren Feuchtigkeit zuzuführen. Geschmeidige Haut ist flexibler und kann sich mit dem Rasiermesser bewegen. Weichere Haare benötigen weniger Kraft zum Schneiden, wodurch das Risiko einer Hautverletzung verringert wird. Die Schicht der Schutzcreme reduziert zudem die Reibung, sodass der Rasierer mühelos über die Haut gleitet.

Viele Rasiercremes enthalten synthetische Farb- und Duftstoffe, Propylenglykol, um die Haut feucht zu halten, Triethanolamin, um Öle und Wasser emulgiert zu halten, Natriumlaurylsulfat, um Schaum zu erzeugen, und Mineralöl, um Feuchtigkeit einzuschließen. Diese können die Haut und die Lunge reizen und die Poren verstopfen. Um diese Inhaltsstoffe zu umgehen, kann Aloe-vera-Gel verwendet werden, das eine schmierende Wirkung hat, die glatte und schnelle Streichbewegungen über die Haut ermöglicht und das Risiko von Wunden minimiert. Bei frischen oder kürzlich zugefügten Schnittverletzungen bietet die Aloe vera einen weiteren Vorteil, da sie die Wundheilung beschleunigt und Entzündungen reduziert. Aloe zieht auch Feuchtigkeit in die Haut ein, wodurch diese glatt und hydriert wird.

Aloe vera ist ein sanftes, wirksames und vergleichsweise günstiges Gel, das für alle Rasurbedürfnisse verwendet werden kann.

Aftershave

Männer rasieren sich oft jeden Morgen die Stoppeln im Gesicht, und Frauen wie Männer verwenden regelmäßig Rasierer, um Beine, Achselhöhlen und andere Bereiche zu enthaaren. Das Rasieren kann Kratzer und Schnitte auf der Haut verursachen oder zu juckenden, geschwollenen, roten Ausschlägen (Rasurbrand) führen. Um die Haut zu beruhigen und Irritationen zu verringern, kann Aftershave verwendet werden. Aftershave in flüssiger Form, als Lotion oder Gel wird unmittelbar nach der Rasur auf Gesicht, Beine, Achselhöhlen oder andere Bereiche aufgetragen. Es soll die Poren versiegeln und verhindern, dass Bakterien und Schmutz von der Rasierklinge in die Poren eindringen und Akne oder andere Hautreizungen verursachen.

Aloe beruhigt gereizte Haut und kann Rötungen und Entzündungen reduzieren, weshalb ein Aftershave mit Aloe vera empfehlenswert ist. Aloe ist antibakteriell und wirkt vorbeugend gegen Infektionen und Akne. Das Produkt sollte auch Hamamelis enthalten, das die Poren verengt. Häufig wird zu diesem Zweck Alkohol verwendet, der jedoch die Haut stark austrocknen und beim Auftragen sogar brennen kann. Hamamelis hat, wie Aloe, antibakterielle und entzündungshemmende Eigenschaften.

Aloe-vera-Aftershave

- 60 ml Aloe-vera-Gel (am besten frisch von der Pflanze)
- 60 ml alkoholfreies Hamameliswasser
- ½ TL pflanzliches Glyzerin
- 10 Tropfen ätherisches Lavendelöl
- 10 Tropfen ätherisches Patschuliöl

1. Alle Zutaten in eine Schüssel geben und gründlich vermischen.
2. In einer dunklen Glasflasche oder einem Glasbehälter aufbewahren und innerhalb einer Woche verbrauchen.

Zahnpasta

Zahnpasten sind Gele, Pasten oder Pulver, die zum Reinigen der Zähne verwendet werden. Sie helfen beim Entfernen von Speiseresten und Bakterien, wodurch die Bildung von Plaque und Zahnstein verhindert wird, die zu Karies und Zahnfleischerkrankungen führen können. Die meisten handelsüblichen Zahnpasten enthalten eine Vielzahl von Chemikalien wie Reiniger, milde Schleifstoffe, Bindemittel, Fluorid und Aromastoffe, um sicherzustellen, dass die Zahnpasta gut schäumt, gut schmeckt, Oberflächenflecken entfernt und die Zähne stärkt. Einige enthalten spezielle Zusätze zur Steigerung der Bleichwirkung, zur Verringerung der Empfindlichkeit und zur Kontrolle des Zahnsteins. Nicht alle diese Inhaltsstoffe sind ungefährlich, einige können sogar Geschwüre verursachen oder den Hormonhaushalt stören. Andere wiederum sind sogar potenziell krebserregend oder können tödlich sein wie beispielsweise Fluorid, wenn sie hoch dosiert geschluckt werden.

Aloe-vera-Gel ist in der Zahnmedizin nicht weit verbreitet. Es hat sich jedoch gezeigt, dass es als Bestandteil von Zahnpasta Plaque und Zahnfleischentzündungen wirksamer reduziert als das üblicherweise in kommerziellen Zahnpasten verwendete antibakterielle und antimykotische Mittel Triclosan.[101] Triclosan wurde als Bestandteil von antibakteriellen Handseifen verboten, ist aber in Zahnpasten weiterhin erlaubt, obwohl es nach Meinung vieler als Inhaltsstoff überhaupt nicht erforderlich wäre. Die Wahl von Zahnpasta mit Aloe statt Triclosan kann dazu beitragen, unnötige und potenziell schädliche Nebenwirkungen zu vermeiden. Aloe-vera-Zahngel, das direkt gegen orale Bakterien getestet wurde, erwies sich in einer Studie bei der Entfernung von *Streptococcus mutans*, der Hauptursache für Karies, als ebenso wirksam wie kommerzielle Zahnpasten.[102]

Aloe vera ist unbedenklich für das Zahnfleisch und das Gewebe im Mund und bietet den Vorteil, schädliche Bakterien zu entfernen und die Mundgesundheit zu verbessern.

Trägergel für Arzneimittel

Die Anwendung von Medikamenten, ätherischen Ölen oder anderen Produkten, die über die Haut aufgenommen werden sollen, kann durch die Verwendung von Trägersubstanzen verbessert werden. Solche Substanzen sind zum Beispiel Öle, Gels, Cremes, Lotionen und Seifen. Sie verdünnen das Präparat und verringern das Risiko einer Hautreizung. Sie können auch die Absorptionsrate und die endgültige Konzentration des Produkts, das durch die Hautschichten dringen soll, erhöhen (oder auch verringern). Ein guter Träger ist sehr wichtig, wenn Arzneimittel auf die Haut aufgetragen werden, da er der Haut ermöglicht, eine größere Menge des Wirkstoffs aufzunehmen, sodass eine niedrigere Dosierung genauso effektiv ist. Damit sinken zum einen die Gesamtkosten des Arzneimittels, weil weniger verbraucht wird, mindestens genauso wichtig ist jedoch, dass eine niedrigere Dosis auch das Risiko von Nebenwirkungen senkt.

Aloe-vera-Gel kann das Eindringen eines Arzneimittels in die Haut nachweislich verbessern. In einer Studie wurde Aloe-vera-Gel mit Ketoprofen gemischt, einem nichtsteroidalen entzündungshemmenden Medikament zur Behandlung von Arthritis und Schmerzen, und auf die menschliche Bauchhaut aufgetragen. Die Wirkstoffmenge, die in die Haut eindrang, war im Vergleich zu Kontrollgruppen, bei denen Aloe nicht zur Unterstützung der transdermalen Absorption verwendet wurde, signifikant höher.[103]

Aloe-vera-Gel kann direkt aus frischen Pflanzenblättern verwendet oder im Handel bezogen werden. Bei der Anwendung ist die Rolle der Aloe als Trägerstoff bei der transdermalen Medikamentenverabreichung zu berücksichtigen und auf die richtige Dosis zu achten.

Geschädigtes Haar

Der Aufenthalt im Freien setzt das Haar den schädlichen Auswirkungen der UV-Strahlung aus. Einige der Aminosäuren, aus denen die äußere Schicht des Haares, die Kutikula, besteht, absorbieren UV-Strahlung und zersetzen sich dabei unter Bildung freier Radikale. Diese freien Radikale brechen Moleküle im Haar auf, wodurch die Haarsträhnen stumpf, verfärbt und spröde werden. Die Haarspitzen können dünner werden und Spliss entwickeln, sodass eine krause und unkontrollierbare Mähne entsteht. Ein Hut oder ein Regenschirm kann das Haar vor der Sonne schützen. Wenn Sie sich im Freien aufhalten, versuchen Sie, Ausflüge für die Morgen- oder Abendstunden zu planen, wenn die UV-Strahlen nicht so stark sind.

Natürliche oder synthetische Haarprodukte, die als Sonnenschutzmittel wirken, sind Mangelware. Aloe vera ist jedoch ein solches Mittel, ist zudem leicht zu bekommen und einfach anzuwenden. Aloe kann UV-Strahlung absorbieren, weil eine ihrer Verbindungen, Aloin, 20 bis 30 Prozent der UV-Strahlen der Sonne blockiert.[104] Sowohl frische als auch im Handel erhältliche Aloe-vera-Säfte schützen das Haar vor Schäden, frisch gewonnener Saft bietet jedoch noch mehr Schutz.[105] Bevor man sich in die Sonne wagt, sollte Aloe vera auf das Haar aufgetragen werden, um Schäden zu verhindern und die Haare gesund und stark zu erhalten.

Aloe-vera-Sonnenschutzspray für das Haar

- 60 ml Aloe-vera-Gel
- 60 ml destilliertes Wasser
- 20 Tropfen ätherische Öle

1. Die Zutaten gut mischen.
2. In eine Sprühflasche aus Glas gießen.
3. Leicht auf das Haar aufsprühen.

Mit Henna gefärbtes Haar

Henna wird seit Jahrhunderten zum Färben von Haaren verwendet. Der Farbstoff hellt das Haar nicht auf, sondern verleiht ihm stattdessen einen schönen Rot-, Braun- oder Schwarzton. Die ursprüngliche Haarfarbe hat einen starken Einfluss auf das Endergebnis des Henna-Haarfärbemittels, da die Farbe auf den äußeren Keratinschichten auf der Oberfläche der Haarsträhnen abgelagert wird und nicht in die Schuppenschicht eindringt, wie dies bei kommerziellen Haarfärbemitteln der Fall ist. Highlights und Lowlights, die bereits im Haar vorhanden sind, bleiben erhalten, wenn auch im neuen Hennaton. Und im Gegensatz zu aggressiven chemischen Farbstoffen, die allergieauslösende Verbindungen wie Paraphenylendiamin, Parabene und Konservierungsstoffe enthalten, ist Henna ein sanftes, natürliches Produkt, das das Haar beim Färben kräftigt.

Die Blätter der Hennapflanze werden getrocknet und zu einem feinen Pulver gemahlen. Wenn sie mit einer Flüssigkeit vermischt werden, entsteht eine Paste mit der Konsistenz und Farbe von Schlamm. Diese Paste trägt man von der Wurzel bis zur Spitze auf das Haar auf und lässt sie mehrere Stunden einwirken. Je länger man sie auf dem Haar lässt, desto kräftiger wird die Farbe.

Viele Menschen berichten, dass die Verwendung von Henna das Haar austrocknet. Das Haar kann nach einer Anwendung kraus, verworren, spröde oder trocken erscheinen. Dies ist im Grunde darauf zurückzuführen, dass das Henna unvollständig aus dem Haar gespült wird. Um sicherzustellen, dass die gesamte Hennapaste aus dem Haar entfernt wird, und um dem Haar mehr Feuchtigkeit für zusätzliche Sprungkraft und Glanz zuzuführen, kann Aloe-vera-Gel als Nachbehandlung zur Hennafärbung und Pflegespülung verwendet werden. Das Gel sollte großzügig aufgetragen und in das Haar einmassiert werden, 15 Minuten lang einwirken und dann ausgespült werden. Die Aloe sollte dabei helfen, Hennareste auszuspülen und das Haar glatt und gesund zu hinterlassen. Wenn das Haar noch einen zusätzlichen Feuchtigkeitsschub benötigt, kann der Aloe Leinsamenöl zugesetzt werden.

Schuppen

Schuppen sind eine chronische Erkrankung, die durch das Abblättern von Hautzellen auf der Kopfhaut gekennzeichnet ist. Sie sind als weiße, ölig aussehende Hautschüppchen im Haar und an den Schultern sichtbar. Schuppen sind keine gefährliche Erkrankung, können aber für manche Menschen unangenehm sein. Im Herbst und Winter, wenn die Kopfhaut der trockeneren, kühleren Außenluft und der erwärmten Raumluft ausgesetzt ist, die beide der Haut Feuchtigkeit entziehen, treten Schuppen in der Regel verstärkt auf. Der Zustand kann durch unzureichendes Shampoonieren verursacht werden, sodass sich abgestorbene Hautzellen mit Ölen vermischen. Dies führt zur Ansammlung und anschließenden Ablösung dieser Zellen als Schuppen. Auch Hefe auf der Kopfhaut kann bei manchen Menschen die Haut reizen und eine Überproduktion von Hautzellen verursachen, die sich als Schuppen ablösen. Bei trockener Haut können kleinere, trockenere Schuppen entstehen. Eine der häufigsten Ursachen von Schuppen ist jedoch die seborrhoische Dermatitis.

Dabei handelt es sich um eine Erkrankung, bei der die fettige Haut mit weißen oder gelben Schuppen bedeckt ist.

Milde Fälle lassen sich leicht mit einer täglichen Reinigung behandeln, um die Bildung von Fett und Hautzellen zu reduzieren. Andere Fälle sind schwieriger zu behandeln und erfordern möglicherweise medikamentöse Shampoos. Einige dieser Shampoos enthalten antimykotische und antibakterielle Wirkstoffe zur Abtötung der Mikroben. Andere verlangsamen die Absterberate der Hautzellen, um Ablagerungen und Schuppenbildung zu reduzieren.

Wie die meisten Medikamente können medikamentöse Shampoos unerwünschte Nebenwirkungen verursachen. Bei ihrer Anwendung kann es zu Kontaktdermatitis, Lichtempfindlichkeit, Haarausfall oder Haarverfärbung kommen. Aloe vera kann zur sanften Linderung der Symptome von seborrhoischer Dermatitis und Schuppen und sogar zur Pflege der Haare verwendet werden. 44 Patienten mit seborrhoischer Dermatitis trugen in einer Studie nach dem Zufallsprinzip entweder Aloe vera oder ein flüssiges Placebo sechs Wochen lang zweimal täglich auf die Kopfhaut auf. Patienten, die Aloe vera verwendeten, verzeichneten im Vergleich zur Placebo-Gruppe signifikant stärkere Verbesserungen ihrer Symptome, was sowohl von den Dermatologen als auch von den Patienten selbst festgestellt wurde. Aloe-Patienten hatten weniger Schuppenbildung und Juckreiz und weniger betroffene Stellen auf der Kopfhaut.[106]

Aloe kann ohne Bedenken täglich angewendet werden, um eine merkliche Linderung der Symptome der seborrhoischen Dermatitis zu erreichen.

Haarspülung

Auf dem menschlichen Kopf befinden sich etwa 100 000 bis 150 000 Haare – jede Menge Haare also, um die man sich kümmern muss. Jedes Haar besteht aus drei Schichten, wobei die äußere Schicht, die Kutikula, die beiden inneren Schichten schützt. Wenn das Haar gesund ist, überlappen sich die Schuppen der Cuticula eng und schützen die inneren Schichten. Wird es jedoch beschädigt, lockern und trennen sich die Schuppen der Kutikula, wodurch die darunterliegenden Schichten freigelegt werden. Das Haar sieht trocken und stumpf aus und kann leicht brechen. Die inneren Schichten können durch UV-Strahlen der Sonne, Hitze, Umweltverschmutzung, Chlor oder andere Chemikalien, die in Haarpflegeprodukten enthalten sind, geschädigt werden.

Wenn das Haar mit einer Pflegespülung gepflegt wird, versiegelt dies die Cuticula, indem die Schuppen geglättet werden, um dem Haar ein weiches, glattes und gesundes Aussehen zu verleihen. Dieser Prozess reduziert auch den Stress beim Trockenrubbeln mit Handtüchern und Bürsten der Haare und hilft beim Entwirren. Bei der Spülung sollte der Conditioner einige Zentimeter von der Kopfhaut entfernt und zu den Enden hin aufgetragen werden. Je älter das Haar ist, desto stärker ist es wahrscheinlich geschädigt. Die meisten Pflegespülungen werden nach jedem Shampoonieren angewendet, andere Kuren sind hingegen eine Tiefenpflege, die am besten wirkt, wenn sie nur ein- oder zweimal pro Woche angewendet wird.

Aloe vera ist ein sanftes, aber wirksames Pflegemittel für das Haar. Die chemische Zusammensetzung der Aloe ähnelt dem Keratin, dem Hauptprotein, das im Haar vorkommt. Das Gel zieht schnell in den Haarschaft ein und liefert die notwendigen Nährstoffe, um die Festigkeit und Elastizität der Haare zu erhöhen. Aloe ist zudem ein Feuchthaltemittel, das Feuchtigkeit aus der Umgebung anzieht und sie in den Haarsträhnen versiegelt. Aloe vera kann nach dem Shampoonieren in der Dusche oder als Leave-in-Conditioner aufgetragen werden, um das Haar zu entwirren und ihm einen leichten Halt zu geben.

Aloe-vera-Haarspülung

- 1 TL Kokosnussöl
- 1 TL Aloe-vera-Gel

1. Kokosöl in der Handfläche schmelzen lassen.
2. Aloe-Gel dazugeben und gut mit dem Öl vermischen.
3. Haar glatt streichen und Mischung einmassieren.
4. Fünf Minuten einwirken lassen und dann gründlich ausspülen.

Haargel

Haargele werden häufig verwendet, um sicherzustellen, dass das Haar den ganzen Tag an Ort und Stelle bleibt und perfekt gestylt ist. Es gibt Hinweise darauf, dass die alten Ägypter schon vor Tausenden von Jahren Haargel verwendet haben, aber das moderne Haargel wurde erst im 19. Jahrhundert erfunden. Welchen Halt eine Marke bietet, hängt von den Inhaltsstoffen ab, weswegen die Produkte für verschiedene Zwecke entwickelt werden. Manche Menschen mögen einen sehr festen Halt, der das Haar starr macht. Andere bevorzugen einen leichten Halt, der eine natürliche Bewegung ermöglicht und das Haar trotzdem glatt und geschmeidig hält.

Viele Haargele enthalten Duft- und Farbstoffe, die Haut und Lunge reizen können, sowie andere Inhaltsstoffe, die allergieauslösend sein oder die Organe schädigen können. Aloevera-Gel kann unbedenklich und schonend auf das Haar aufgetragen werden und bietet dabei einen geschmeidigen Halt ohne negative Auswirkungen auf den Körper. Denken Sie daran, dass der Halt durch Aloe sanft ist und die Pflanze am besten zur Kontrolle der Frisur und zur Reduzierung von Frizz verwendet wird. Aloe verleiht dem Haar zudem Weichheit und Feuchtigkeit, ohne zu verkleben. Das Gel aus dem Blatt oder ein reines handelsübliches Gel kann nach dem Shampoonieren einfach auf das nasse Haar aufgetragen werden. Danach kann das Haar an der Luft oder mithilfe eines Haartrockners getrocknet werden.

Dunkle Achselhöhlen

Die Haut unter den Armen sollte ungefähr die gleiche Farbe haben wie der Rest des Körpers. Viele Menschen haben jedoch dunklere Farbtöne im Bereich der Achselhöhlen und möchten diese Haut aufhellen. In den meisten Fällen ist dieser Zustand völlig harmlos und kann durch Rasieren, bestimmte Deodorants, Antitranspirants oder Cremes oder auch durch die Anhäufung abgestorbener Hautzellen verursacht werden. Diese können die Haut reizen und dazu führen, dass mehr Melanin, das dunkelbraune oder schwarze Pigment, das für die Hautfarbe verantwortlich ist, gebildet wird.

Auch eine Erkrankung namens *Acanthosis nigricans* kann dafür verantwortlich sein, dass sich die Haut verdickt und verdunkelt. Sie ist in der Regel familiär bedingt, aber auch Menschen mit Insulinresistenz oder mit erhöhtem Insulinspiegel (hormonell oder medikamentös bedingt) sind gefährdet. Ein hoher Insulinspiegel kann die Melaninproduktion erhöhen und zu dunklen Flecken auf der Haut führen. Die Behandlung von *Acanthosis nigricans* hellt die dunklen Achselhöhlen oftmals auf. In den übrigen Fällen ist es hilfreich, Maßnahmen zu ergreifen, um den Insulinspiegel auf einem normalen Wert zu halten. Von Dermatologen verschriebene Retinoidcremes, Cremes auf Vitamin-D-Basis oder chemische Peelings können helfen, die Haut unter den Achseln aufzuhellen.

Eine sichere und natürliche Art und Weise, dunkle Achselhöhlen aufzuhellen, ist das Auftragen von Aloe-vera-Gel. Dieses kann direkt aus den inneren Blättern der Pflanze gewonnen oder es kann ein hochwertiges handelsübliches Gel verwendet werden. Aloe kann jeden Tag mindestens 15 Minuten lang aufgetragen werden. Das Gel trocknet schnell und hinterlässt keine klebrigen Rückstände, sodass Sie es auch den ganzen Tag einwirken lassen können. Aloe-vera-Gel wirkt auch als Deodorant und kann die Achselhöhlen geruchsfrei halten. Eine in Aloe vera enthaltene Verbindung namens Aloesin hemmt das Enzym Tyrosinase.[107] Dieses Enzym wird für die Produktion von Melanin benötigt. Mehr Melanin bedeutet dunklere Haut. Durch die Anwendung von Aloe-vera-Gel wird die Melaninproduktion verhindert, und die Haut unter den Armen wird nicht mehr so dunkel.

Deodorant

Schwitzen ist eine natürliche Funktion des Körpers, die zur Reduzierung der Körperwärme eingesetzt wird. Der Schweiß selbst ist geruchlos. Die warme, feuchte Umgebung ist jedoch ein Nährboden für Bakterien, die unter diesen Bedingungen in der Achselhöhle gedeihen. Die Bakterien bauen Keratinprotein auf der Hautoberfläche ab und produzieren geruchsverursachende Fettsäuren und Ammoniak. Um den Geruch in den Achselhöhlen zu reduzieren, sollten die Achselhöhlen regelmäßig gewaschen und trocken gehalten werden. Die meisten Menschen verwenden Antitranspirante, um das Schwitzen zu reduzieren, oder Deodorants, um den Geruch zu überdecken.

Da Schwitzen ein natürlicher Prozess ist, um die Körpertemperatur zu regulieren und Giftstoffe aus dem Körper zu entfernen, wird empfohlen, den Körper schwitzen zu lassen. Deodorants können dazu beitragen, den Geruch für eine gewisse Zeit zu überdecken, aber Bakterien können selbst die stärksten Gerüche übersteigen. Wer geruchsfrei bleiben will, muss vor allem sicherstellen, dass die Bakterien keine Chance haben, in den Achselhöhlen zu wachsen. Dazu kann Aloe-vera-Gel als Deodorant verwendet werden. Das Gel enthält antibakterielle Verbindungen, die das Wachstum von Bakterien und daraus resultierende unangenehme Gerüche verhindern. Aloe beruhigt und befeuchtet auch die empfindliche Haut unter den Armen und kann dazu beitragen, Rasurbrand zu lindern. Aloe kann im Bereich der Achselhöhlen pur aufgetragen oder mit anderen Inhaltsstoffen gemischt werden, um eine traditionellere Art von Deodorant zu erhalten.

Aloe-vera-Deodorant

- 55 g Sheabutter
- 3 EL Pfeilwurzelpulver
- 1 EL Aloe-vera-Gel
- 1 EL Kokosnussöl
- 1 EL Backpulver
- 20 Tropfen ätherische Öle (optional)

1. Sheabutter im Wasserbad auf dem Herd bei schwacher Hitze vorsichtig erhitzen, bis sie schmilzt.
2. Flüssige Sheabutter vom Herd nehmen und die restlichen Zutaten mit dem Schneebesen einrühren.
3. Mischung in einen Glasbehälter mit Deckel gießen.
4. Mischung abkühlen und aushärten lassen. Die Konsistenz ist so weich, dass man sie mit sauberen Fingern entnehmen und in die Haut unter den Armen einmassieren kann.

Brüchige Nägel

Nägel können aufgrund von Feuchtigkeitsverlust spröde und trocken oder durch zu viel Feuchtigkeit weich und brüchig werden. Manchmal sind Krankheit oder Ernährung die Gründe, aber häufiger sind externe Faktoren dafür verantwortlich. Dies gilt insbesondere dann, wenn die Zehennägel stark, die Fingernägel aber weich sind. Das ständige Befeuchten und Trocknen der Nägel durch häufiges Händewaschen, Geschirrspülen, Duschen und Hausarbeiten sowie die Verwendung von Waschmitteln, scharfen Reinigern und Nagellackentferner können der Nagelgesundheit schaden und irreversible Schäden verursachen. Oft muss man die beschädigten Nägel herauswachsen lassen. Wenn die neuen Nägel nachwachsen, sollte man sie gut pflegen, um sicherzustellen, dass sie gesund bleiben. Bei der Hausarbeit empfiehlt sich das Tragen von Handschuhen. Die Nagelhaut sollte außerdem mit Feuchtigkeit versorgt und die Nägel sollten mit Öl gepflegt werden, zudem sollten sie regelmäßig gekürzt oder gefeilt werden.

Die Nägel können Wasser aus der äußeren Umgebung aufnehmen, das Wasser geht jedoch schnell verloren. Aloevera-Gel ist ein Feuchthaltemittel, das, wenn es auf die Oberfläche der Nägel und auf die Nagelhaut aufgetragen wird, Feuchtigkeit anzieht und die Wasseraufnahme erhöht. Dies ist vor allem für trockene Nägel ideal, weil die zusätzliche Feuchtigkeit das Nagelbett stärkt und das umliegende Gewebe weicher macht. Die Nagelhaut kann dann zurückgeschoben und die abgestorbene Haut kann abgetrennt werden. Außerdem werden die Niednägel, also die abgespaltenen Nagel- oder Hautteile, weicher und lassen sich leichter entfernen, ohne dabei die umgebende Haut zu schädigen. Das Gesamterscheinungsbild der Nägel verbessert sich. Zu diesem Zweck kann man ein kleines Stück eines Aloe-Blattes aufschneiden und das Gel in die Nägel und in die Nagelhaut reiben. Das Gel trocknen lassen oder nach einigen Minuten abwaschen, danach kann eine leichte Feuchtigkeitscreme aufgetragen werden.

Peeling

Ein regelmäßiges Peeling hält die Haut strahlend und frisch und ist eine gesunde Angewohnheit. Bei diesem Verfahren werden abgestorbene Hautzellen von der äußersten Hautschicht entfernt, um die neue, strahlende Haut darunter freizulegen. Diese Haut ist glatt und weich und lässt uns sofort jünger aussehen. Das Peeling wird in der Regel entweder mechanisch mit einem Luffaschwamm, einem Bimsstein, einer Körperbürste, Peelinghandschuhen oder chemisch in einem Wellnesscenter oder in einer Arztpraxis durchgeführt. Viele Menschen peelen nur das Gesicht, aber ein Ganzkörperpeeling kann bewirken, dass sich die Haut am gesamten Körper lebendig anfühlt und strahlend aussieht. Darüber hinaus ermöglicht das Peeling, dass eine Feuchtigkeitspflege danach tiefer in die Haut eindringt und diese besser hydratisiert.

Im Handel sind viele Peelingprodukte erhältlich, aber eine kostengünstige und sehr effektive Methode, abgestorbene Haut zu entfernen und den Verjüngungsprozess zu initiieren, besteht darin, aus einem Teil Aloe-vera-Gel und zwei Teilen Zucker selbst ein Peeling herzustellen. So einfach ist das. Um die Freisetzung abgestorbener Hautzellen zu unterstützen und für einen angenehmen Duft können auch etwas Zitronensaft, Honig, Apfelessig oder ätherische Öle hinzugefügt werden.

Aloe fungiert als Träger für andere Inhaltsstoffe, spendet der Haut Feuchtigkeit und kann Akne verbessern und wunde Stellen sowie Wunden heilen. Aloe kann Reizungen, Rötungen und Entzündungen verringern und das allgemeine Aussehen und Gefühl der Haut verbessern.

Gleitmittel

Gleitmittel werden verwendet, um Reibung oder Trockenheit während des Geschlechtsverkehrs zu verringern. Sie basieren auf Wasser-, Öl- oder Silikonbasis und enthalten eine Reihe von Chemikalien, die für die vaginale Gesundheit bedenklich sind. Folgende Chemikalien sind bereits in Gleitmitteln gefunden worden: Chlorhexidin, Propylenglykol und Phenoxyethanol, die die empfindliche Haut in der Vagina reizen können; Parabene, die Östrogene nachahmen können und mit einem erhöhten Brustkrebsrisiko in Verbindung stehen können; Glyzerin, ein Zuckeralkohol, der ein Überwachstum von Candida in der Vagina fördern kann, was zu einer Hefepilzinfektion führen kann. Andere Bestandteile können Verunreinigungen enthalten, die zu einer Reihe weiterer Gesundheitsprobleme führen können. Frei verkäufliche Gleitmittel können Vaginalbakterien und Hefepilzinfektionen verstärken und eine Trockenheit des Vaginalgewebes verursachen, die zu Rissen führen kann.

Aloe vera kann als natürliches, sanftes und nicht reizendes Gleitgel verwendet werden. Die Aloe sorgt für den gewünschten Effekt, während sie gleichzeitig das vaginale Gewebe befeuchtet und schützt. Von einem frischen Pflanzenblatt sollten zu diesem Zweck die Dornen von beiden Seiten weggeschnitten, das Blatt der Länge nach durchgeschnitten und das innere Gel mit einem Löffel oder Messer entnommen werden. Dieses Gel kann sofort verwendet oder für einige Tage im Kühlschrank aufbewahrt werden. Wenn handelsübliches Aloe-vera-Gel verwendet wird, sollte es rein sein und keine unerwünschten Zusätze oder Chemikalien enthalten.

Rissige Fersen

Die Haut an den Fersen kann trocken werden und Risse bekommen. Dadurch kann sich das Gewebe um den Fersenrand verdicken und Schwielen verursachen. Auch in den dicken Schwielen können Risse entstehen, vor allem wenn zu viel Gewicht auf die Fettpolster unter den Fersen drückt. Längeres Stehen und ungeeignetes Schuhwerk können den Druck auf die Fersen erhöhen und zu einer seitlichen Ausdehnung führen. Wenn die Haut trocken ist, kommt es durch den erhöhten Druck zu Rissen in der Haut. Auch einige Krankheiten oder Hautkrankheiten können die Haut austrocknen und dieses Problem verursachen. In den meisten Fällen sind rissige Fersen lediglich unangenehm, aber wenn die Erkrankung schwerwiegend ist, können sie schmerzhaft und unansehnlich werden.

Geeignetes Schuhwerk ist wichtig, um den Fuß zu stützen und den übermäßigen Druck auf die Fersen zu vermeiden. Schuhe mit dicken Sohlen und geschlossenem Schaft sind hier empfehlenswert. Um die Fersen zu behandeln, muss das Hornhautgewebe entfernt werden, denn einige Risse heilen nicht, wenn diese zusätzliche zähe Haut nicht abgetragen wird. Als Nächstes sollten die Füße in einem warmen Fußbad eingeweicht werden. Unmittelbar danach kann Aloe-vera-Gel auf die Fersen aufgetragen werden. Das Gel benötigt nur wenige Minuten zum Trocknen und kann mehrmals täglich aufgetragen werden. Aloe befeuchtet die Haut und heilt beschädigtes Gewebe, indem sie die Gewebebildung erhöht und die Entwicklung neuer Blutgefäße fördert.[108] Aloe kann auch mit anderen Naturprodukten gemischt werden, um Risse zu mildern und die Heilung zu beschleunigen.

Aloe-vera-Honig-Fersenkur

- 1 EL Aloe-vera-Gel
- 1 EL Honig

1. Aloe und Honig vermischen.
2. Auf die Fersen auftragen, 15 Minuten einwirken lassen.
3. Mit warmem Wasser abwaschen.

Badebomben

Am Ende eines langen, harten Tages gibt es manchmal nichts Besseres, als sich in einem wohltuenden Bad zu entspannen. Badebomben verstärken dieses Erlebnis, indem sie zusätzlich Freude bringen, weil sie schnell Luftbläschen bilden. Häufig werden auch schöne Düfte, Blütenblätter, Kräuter, Glitzer und Farbstoffe hinzugefügt. Die Hauptbestandteile sind Zitronensäure und Backpulver. Werden diese in Wasser gelöst, reagieren sie miteinander und sprudeln und blubbern dabei kräftig. Sobald sie sich auflösen, werden die anderen Inhaltsstoffe der Badebombe freigesetzt und füllen das Badewasser mit ihren einzigartigen Eigenschaften. Diese Inhaltsstoffe wirken meistens nicht hautreizend, viele der anderen Inhaltsstoffe, die herkömmlichen Badebomben zugesetzt werden, können jedoch Hautrötungen, Trockenheit oder sogar allergische Reaktionen hervorrufen.

Badebomben sind einfach selbst herzustellen und ermöglichen die Kontrolle über die Inhaltsstoffe, da sie natürliche und gut verträgliche und pflegende Komponenten enthalten. Diese können beliebig variiert und je nach Präferenz und Bedürfnissen völlig individuell angepasst werden. Mit dem folgenden Rezept können Aloe-vera-Badebomben ganz unkompliziert selbst hergestellt werden.

Aloe-vera-Badebomben

- 220 g Backpulver
- 60 g Maisstärke
- 120 ml Zitronensäure
- 1 ½ EL Aloe-vera-Gel
- 25 Tropfen ätherische Öle
- Formen (hier können Eiswürfelformen genutzt werden)
- Wasser oder Olivenöl (optional, falls erforderlich)

1. Trockene Zutaten in einer Schüssel vermischen.
2. Aloe-vera-Gel und ätherische Öle nach Wahl miteinander vermischen.
3. Flüssigkeit zu den trockenen Zutaten hinzufügen, jeweils einige Tropfen auf einmal, bis die Masse beim Zusammendrücken zusammenhält, ohne zu zerbröckeln. Wenn sie zu trocken ist, einige Tropfen Wasser oder Olivenöl hinzufügen, bis die richtige Konsistenz erreicht ist.
4. Mischung in die Formen drücken und fest zusammendrücken.
5. Badebomben 24 Stunden stehen lassen und dann aus den Formen nehmen.
6. In einem luftdichten Behälter aufbewahren und innerhalb von zwei Wochen verbrauchen.

4
Pflanzen und Tiere

Stechmücken

Im Frühjahr und Frühsommer können Insektenstiche den Aufenthalt im Freien unerträglich machen. Insektenabwehrmittel, lange Ärmel und Hosen oder der Aufenthalt im Haus können die Häufigkeit von Insektenstichen verringern oder verhindern, aber all diese Vorsichtsmaßnahmen können nicht zu 100 Prozent schützen. Einmal gestochen, kann die Haut anschwellen, rot werden, brennen und jucken. Die Insekten brechen die Haut auf, um an das Blut zu gelangen, das sie zur Ernährung und zur Entwicklung ihrer Eier benötigen. Viele scheiden Antikoagulantien mit ihrem Speichel aus, um den Blutfluss aufrechtzuerhalten, während sie saugen. Der menschliche Körper reagiert auf diese Verbindungen, indem er Histamine freisetzt, um die fremde Substanz zu bekämpfen. Die Blutgefäße dehnen sich aus und reizen die Nerven, wodurch die charakteristische rote, geschwollene, juckende Beule entsteht.

Einige Stechmücken sind Krankheitsüberträger, das heißt, sie übertragen Viren auf den Menschen. Eine davon ist die Aedes-Mücke, die Zika-, Dengue- und Gelbfieber übertragen kann. Diese Stechmücken leben sowohl im Haus als auch im Freien und stechen Menschen normalerweise tagsüber, sind aber auch nachts aktiv. Eine weitere solche Mücke ist die Anopheles-Mücke, die Plasmodium-Parasiten übertragen kann. Diese Parasiten dringen in die roten Blutkörperchen des Menschen ein und verursachen Malaria. Krankheiten wie diese können unterschiedlich schwerwiegend und sogar tödlich sein. Symptome können Fieber, Hautausschlag, Gelenkschmerzen, Muskelschmerzen, Kopfschmerzen, Müdigkeit und manchmal auch Krampfanfälle sein.

Die Reduzierung oder Eliminierung der Mückenpopulationen in der Region ist wichtig, um das Risiko von Stichen zu vermindern. Stehendes Wasser und andere Moskitobrutstätten sollten deswegen geleert werden. Wer sich im Freien aufhält, sollte Schutzkleidung tragen, die den Körper so weit wie möglich bedeckt. Es wird empfohlen, Insektenschutzmittel zu verwenden und Türen und Fenster geschlossen zu halten, wenn keine Schutzgitter vorhanden sind. Die Weltgesundheitsorganisation rät zur Verwendung von Insektenschutzmitteln, die DEET oder IR3535 enthalten. DEET und IR3535 sind zwar wirksam, können aber die Augen stark reizen. Beide sind in der Lage, Kunststoffe aufzulösen. Eine natürliche Anwendungsalternative ist Aloe vera.

Extrakte aus getrockneten, reifen Aloe-vera-Blättern sind giftig sowohl für die gewöhnlichen Larven der Südlichen Hausmücke als auch für die gefährlicheren Aedes- und Anopheles-Mückenlarven. Nach 24 Stunden war die Sterblichkeitsrate der behandelten Larven statistisch gesehen höher als die der unbehandelten Kontrolllarven.[109]

Aloe, die im Garten und in Bereichen, in denen sich Wasser sammelt, versprüht wird, kann dazu beitragen, die Anzahl der Mückenlarven zu verringern und das Risiko von Stichen und einer möglichen Krankheitsübertragung zu reduzieren.

Läuse

Jedes Jahr sind insbesondere Kindergärten und Schulen von einem Ausbruch betroffen. Diese winzigen Insekten, die die Kopfhaut von Kindern (und Erwachsenen) befallen, lösen Panik und Scham aus, obwohl Läuse kein Zeichen schlechter Körperpflege sind. Sie können vom Kopf fallen und auf Teppichen, Bettzeug, Handtüchern und Plüschtieren landen, wo sie ihre Eier ablegen und noch ein oder zwei Tage lang weiterwachsen können. Läuse ernähren sich vom Blut der Kopfhaut und werden durch direkten Kontakt leicht von Mensch zu Mensch übertragen. Man kann mehrere Wochen lang infiziert sein, bevor der Juckreiz einsetzt. Dieser ist eine allergische Reaktion auf den Speichel der Läuse. Die Läuse und Nissen (Eier) sind schwer zu erkennen, aber durch einen genauen Blick auf den Bereich hinter den Ohren und den Haaransatz im Nacken können sie dennoch entdeckt werden.

Zum Abtöten der erwachsenen Läuse werden rezeptfreie und verschreibungspflichtige medizinische Shampoos verwendet. Die Eier sind schwerer loszuwerden, weil sie mit einer klebrigen Substanz am Haarschaft haften, die sich nur mit Mühe auswaschen lässt. Daher wird eine zweite Behandlung mit medikamentösem Shampoo empfohlen, wenn die Nissen schlüpfen.

Aloe-vera-Gel kann als natürlicher Ansatz zur Läusebekämpfung verwendet werden. Aloe tötet die Mehrzahl der erwachsenen Läuse innerhalb weniger Stunden und kann alle paar Tage gefahrlos wieder aufgetragen werden, um alle verbliebenen Läuse zu entfernen. Aloe beruhigt auch die durch Bisse und Kratzer gereizte Kopfhaut, beschleunigt die Heilung und reduziert den Juckreiz. Das Gel versorgt zudem das Haar mit Feuchtigkeit und macht es geschmeidig und seidig. Das Haar und die Kopfhaut sollten mit reinem Aloe-vera-Gel getränkt werden, das Gel sollte mehrere Stunden lang einwirken und dann ausgewaschen werden. Um die Nissen zu entfernen, sollten die Haare mit Apfelessig gespült werden, der die klebrige Substanz löst, die sie am Haar festhält. Danach sollte man die Haare durchkämmen, um die gelösten Nissen und toten Läuse zu entsorgen. Dieser Vorgang muss für ein optimales Ergebnis 14 Tage lang alle paar Tage wiederholt werden.

Blattläuse

Blattläuse sind weichkörperige Insekten mit scharfen Mundwerkzeugen, die Saft aus Pflanzen saugen. Sie sind klein, etwa 6 Millimeter lang, und können grün, braun, schwarz, gelb, grau oder rosa sein. Sie pflanzen sich ziemlich schnell fort und fressen in Kolonien. Die Blätter der befallenen Pflanzen verformen sich, welken oder werden gelb, und die Blüten und Früchte können missgebildet oder verkümmert sein. Obwohl Blattläuse für empfindliche Pflanzenarten sehr zerstörerisch sein können, sind sie in den meisten Fällen eher lästig als schädlich für einheimische Sträucher und Bäume.

Blattläuse produzieren einen klebrigen Abfall, Honigtau genannt. Dieser Honigtau kann auf Autos, Einfahrten oder Außenmöbeln klebrige Stellen verursachen, die nur schwer zu entfernen sind. Der Honigtau ist auch anfällig für Schimmel und zieht Ameisen an, die sich davon ernähren. Noch besorgniserregender ist, dass Blattläuse Pflanzenviren in sich tragen und Krankheiten verbreiten können. Ist eine Pflanze durch eine kleine Kolonie befallen, kann diese durch Beschneiden entfernt werden, größere Kolonien erfordern jedoch Bekämpfungsmaßnahmen.

Häufig werden handelsübliche Insektizide, Öle und Seifensalze verwendet, von denen einige jedoch Haut- oder Lungenreizungen, Kopfschmerzen oder Schwindel verursachen können. Durch den Einsatz natürlicher Methoden kann man diese möglichen Nebenwirkungen vermeiden. Die Pflanzen, einschließlich der Unterseite der Blätter, sollten mit kaltem Wasser besprüht werden, um die Blattläuse zu entfernen. Optional kann man dem Wasser auch einige Tropfen Spülmittel hinzufügen.

Es hat sich gezeigt, dass Aloe vera Schädlings- und Samenschäden an befallenen Pflanzen wirksam reduziert.[110] In einer Studie wurden Aloe-Blätter zu einer Paste pulverisiert und mit Wasser verdünnt, zudem wurde eine kleine Menge Flüssigseife hinzugefügt. Mit Blattläusen befallene Rapspflanzen wurden drei Wochen lang einmal wöchentlich mit der Aloe-vera-Lösung oder einer Kontrolllösung, die nur Wasser und Flüssigseife enthielt, besprüht. Die mit Aloe besprühten Pflanzen wiesen im Vergleich zum Kontrollspray weniger Schäden und höhere Erträge auf.[111]

Wer Blattläuse im Garten oder auf dem Balkon hat, kann frische Aloe-vera-Blätter, Wasser und Flüssigseife verwenden, um diese zu entfernen und Pflanzenschäden zu verhindern.

Termiten

Seit mehr als 120 Millionen Jahren gibt es Termiten. Sie fressen alles, was aus Zellulose besteht, dem Strukturbaustein in den Zellwänden aller pflanzlichen Materialien. Dazu gehören Holz, Pflanzenfasern und Papier. Sie haben zähe Kiefer, die auch Trockenbauwände und Plastik kauen können, aber sie sind gar nicht daran interessiert, diese zu fressen. Sie zerstören sie jedoch, wenn sie ihren Zugang zu Zellulose behindern. Obwohl Termiten nur zwischen 0,6 und 1,2 Zentimeter lang sind, können sie ein Haus verwüsten. Es gibt viele verschiedene Termitenarten, aber die in den Vereinigten Staaten am häufigsten vorkommenden bauen ihre Nester entweder unter der Erde oder in trockenem oder feuchtem Holz. Daher sollte man abgestorbenes Pflanzenmaterial um das Haus herum entfernen, insbesondere wenn es in direktem Kontakt an der Hauswand liegt. Alle Risse und Spalten im Haus sollten abgedichtet und alles Holz, das ins Haus gelangt, einschließlich Brennholz und Möbel, sollte auf Termiten untersucht werden. Lecks, Regenwasserableitung und Installationsprobleme müssen behoben werden, damit der Boden um das Haus und um das Grundstück nicht übermäßig feucht ist. Meistens setzen Schädlingsbekämpfungsfirmen chemische Mittel ein, um Termitenbefall zu beseitigen. Diese können auf den Boden, das Holz oder Baumaterialien aufgetragen werden. In letzter Zeit werden auch Termitenköder als umweltfreundlichere Methode verwendet und um das Risiko für die menschliche Gesundheit zu verringern. Sie basieren auf niedrigeren Dosen von Insektiziden.

Bei einem Produkt, das so sanft und beruhigend auf unsere Haut wirkt wie Aloe vera, geht man davon aus, dass es Termiten nicht abschreckt – aber genau das tut es. Das Gel aus frischen Aloe-vera-Blättern kann herausgelöst und zu einer glatten Paste gerührt und mit Wasser im Verhältnis 1:5 gemischt werden. Das Aloe-Wasser sollte direkt auf Termitenbauten, um Fundamente herum, auf Holzmöbel oder überall dort, wo sich Termiten verstecken könnten, gesprüht werden. Dies sollte zweimal täglich erfolgen, bis alle Hinweise auf Termitenbefall verschwunden sind.

Braunfärbung von Obst

Wenn man geschnittene Äpfel oder auch anderes Obst als Snack für die Schule zubereitet oder eine Obstschale für eine Party arrangiert, muss dies oft Stunden im Voraus geschehen. Zum Zeitpunkt des Verzehrs haben die Früchte dann meist eine unattraktive Braunfärbung angenommen, die viele abschreckt. Der Verzehr ist zwar völlig unbedenklich, aber sein Aussehen macht das Obst weniger verlockend, und es bleibt häufig ein Teller voller Essensreste übrig, die niemand haben will.

Wenn Obst geschält oder in Scheiben geschnitten wird, werden die Zellen entlang der Schnittlinien aufgerissen. Dadurch wird ein in den Zellen enthaltenes Enzym namens Polyphenoloxidase freigesetzt. Wird dieses Enzym dem Sauerstoff der Luft ausgesetzt, kommt es zu einer Reaktion, bei der die Polyphenoloxidase pflanzliche Phenole in Melanin umwandelt. Dies ist ein dunkler Farbstoff, der das Fruchtfleisch braun färbt.

Um zu verhindern, dass diese Reaktion bei jedem Schneiden einer Avocado, eines Apfels oder einer Banane auftritt, sollte die geschnittene Frucht zwei Minuten lang in eine Flüssigkeit aus drei Teilen Aloe-vera-Gel und einem Teil Wasser eingeweicht werden. Aloe wurde in einer Studie auf ihre Fähigkeit getestet, die Bräunung bei Äpfeln zu verhindern. Sie bewahrte nach zweiminütigem Einweichen die Weiße und Helligkeit von geschnittenen Äpfeln sechs Tage lang und verzögerte das Braunwerden im Vergleich zu unbehandelten geschnittenen Äpfeln. Aloe wirkt hauptsächlich dadurch, dass sie den Anstieg der Polyphenoloxidase verzögert, die die Färbung verursacht.[112]

Entwicklung von Pflanzenwurzeln

Wurzeln verankern eine Pflanze, nehmen Wasser und Nährstoffe aus dem Boden auf, produzieren Hormone und lagern zusätzliche Nahrung für den künftigen Verbrauch. Sie wachsen nach unten in den Boden und verzweigen sich in feinere Würzelchen mit Wurzelhärchen. Die Länge und das Gewicht der Wurzeln können die Länge und das Gewicht der übrigen Pflanze übersteigen, was eine Vorstellung davon vermitteln kann, wie wichtig die Wurzeln für die Gesundheit, Entwicklung und Erhaltung der Pflanze als Ganzes sind.

Pflanzenstecklinge sind Segmente der Pflanze, normalerweise die Stängel oder Blätter, die zur Entwicklung einer neuen

Klonpflanze verwendet werden können, die das genetische Duplikat des Elternteils ist. Damit dies geschehen kann, muss der Steckling Wurzeln bilden. Um das Wurzelwachstum zu fördern, wird der Steckling oft in ein Wurzelhormon getaucht und in ein Stecklingsmedium gegeben. Je nach Pflanzensorte dauert es ein bis zwei Monate, bis die Wurzeln sich gebildet und für die Auspflanzung ausreichend entwickelt haben.

Eine Möglichkeit, die Wurzelentwicklung zu beschleunigen, ist die Verwendung von Aloe-vera-Gel. Gräbt man ein ungefähr 2,5 Zentimeter tiefes, kleines Loch in den feuchten Sand oder das Wurzelmedium und füllt in dieses Aloe-vera-Gel ein, kann man den Steckling hinsetzen, sodass das Ende des Pflanzenschnitts im Gel liegt. Das Loch sollte nun vorsichtig abgedeckt werden, um die Pflanze an ihrem Platz zu sichern. Die Wurzelentwicklung wird nun in schnellerem Tempo vonstattengehen.

Haltbarkeit von Lebensmitteln

Auf Himbeeren kann sich sehr schnell Schimmel bilden, und grüner Blattsalat kann welken, bevor er verzehrt wird. Dies ist nicht nur schade, sondern auch frustrierend, wenn die für das Mittag- oder Familienessen vorgesehenen Lebensmittel nicht mehr brauchbar sind. Um die Haltbarkeit von Obst und Gemüse zu verlängern, können sie mit Aloe-vera-Gel beschichtet werden. Aloe-Gel ist essbar, unsichtbar und beeinträchtigt den Geschmack der Produkte nicht. Das Gel ist eine natürliche Alternative zu schädlichen chemischen Behandlungen und synthetischen Beschichtungen, denen viele Lebensmittel ausgesetzt sind.

Als Aloe-vera-Gel in einer Studie auf die Oberfläche von Papayas aufgetragen wurde, war nach einer Woche das Auftreten von Krankheiten nur bei 27 Prozent der Früchte zu beobachten, während sie bei 100 Prozent der unbehandelten Früchte im gleichen Zeitraum zunahmen.[113] Aloe hat antimikrobielle Eigenschaften, die eine Kontamination durch viele Bakterien, Viren und Pilze verhindern können. Aloe erhält auf natürliche Weise Feuchtigkeit in den Produkten und hält sie prall und fest. Die Barriere, die Aloe zwischen Fruchtfleisch und Luft bildet, reduziert auch die Diffusion von Gasen und verringert die Atmungsrate, also die CO_2-Abgabe pro Kilogramm Einlagerungsgewicht und Zeit.[114] Dies verzögert den Beginn des Verfalls.

Hundeohren

Das Innere von Hundeohren ist warm. Wenn die Ohren durch Baden, Schwimmen oder Spaziergänge im Regen feucht werden, können sie ein perfekter Nährboden für Bakterien oder Hefe werden. Daraus resultierende Infektionen können zu Schwellungen, Rötungen und Schmerzen führen, und es kann ein unangenehmer Geruch und Ausfluss auftreten. In solchen Fällen sollte zum Besprechen der richtigen Pflege ein Tierarzt konsultiert werden.

Um teure Tierarztbesuche und Aufregung für den Hund zu vermeiden, sollte man Hundeohren jede Woche auf Schmutz, Reizungen oder Schädlinge untersuchen. Manchen Problemen kann vorgebeugt werden, indem man die Ohren selbst reinigt und dadurch verhindert, dass eine Infektion einsetzt.

Eventuelle Fremdkörper (Samen, Zecken), die leicht zu sehen sind und ohne Schaden für Mensch und Hund entfernt werden können, sollten entnommen werden. Dazu etwa einen Teelöffel Aloe-vera-Saft mit einem Tropfer in den Gehörgang geben und in das Innen- und Außenohr massieren, wobei besonders auf den Ohransatz zu achten ist. Dadurch verteilt sich der Saft im ganzen Ohr. Hunde schütteln auf natürliche Weise den Kopf, um die Flüssigkeit zu entfernen, aber dadurch werden auch Ablagerungen im Ohr gelöst. Die Rückstände sollten mit Wattebällchen weggewischt werden. Aloe vera enthält antimykotische, antivirale und antibakterielle Verbindungen, die helfen können, das Hundeohr zu desinfizieren und frei von Keimen zu halten. Aloe wirkt beruhigend und reduziert Reizungen, Juckreiz und allgemeine Beschwerden. Kratzer, Schnitte oder andere Wunden heilen durch den Einsatz von Aloe ebenfalls schneller. Hundeohren sollten wöchentlich untersucht und bei Bedarf gereinigt werden.

Krätze

Seit über 2500 Jahren quält die Krätze den Menschen. Schätzungsweise 130 Millionen Fälle von Krätze entstehen weltweit jedes Jahr durch die hoch ansteckende Grabmilbe *Sarcoptes scabiei.* Diese Milbe wird durch direkten Kontakt von Mensch zu Mensch verbreitet. Ist sie einmal auf der Haut, gräbt sie sich dort ein und ruft eine allergische Reaktion hervor, die sich als extrem juckende, kleine, rote Beulen und Bläschen äußert. Der Juckreiz ist unerbittlich und wird nachts in der Regel schlimmer, was wiederrum den Schlaf beeinträchtigt. Übermäßiges Kratzen führt manchmal auch noch zu Sekundärinfektionen. Diese Symptome treten möglicherweise einige Monate lang nicht auf, aber die Milben können sich in dieser Zeit noch immer ausbreiten.

Nach der Diagnose wird eine milbentötende Creme wie Permethrin oder ein orales Medikament wie Ivermectin verschrieben. Die Creme wird vom Hals abwärts aufgetragen und über Nacht einwirken gelassen, bevor sie abgewaschen wird. Innerhalb von sieben Tagen ist eine zweite Behandlung erforderlich. Es gibt alternative Behandlungsmethoden, die jedoch mit schwerwiegenden Nebenwirkungen verbunden sind, und nicht alle sind von der US-amerikanischen Arzneimittelbehörde (U.S. Food and Drug Administration = FDA) zugelassen. Antihistaminika können zusätzlich eingenommen werden, um Entzündungen und Juckreiz zu reduzieren.

Aloe-vera-Gel behandelte in einer Studie erfolgreich die Krätze bei fünf Patienten in Nigeria.[115] In einer nachfolgenden Studie war Aloe-vera-Gel ebenso wirksam wie das Krätzemedikament Benzylbenzoat. Alle Läsionen auf der Haut verschwanden, und der Juckreiz wurde bei mehr als 87 Prozent der Patienten nach zwei Behandlungszyklen in der Aloe-Gruppe gelindert, verglichen mit etwa 78 Prozent der Patienten in der Benzylbenzoat-Gruppe.[116] Aloe erwies sich als wirksame und sichere Alternative zu einigen stärkeren Insektiziden, um den Körper von Krätzebefall zu befreien.

5
Heim und Haus

Schwermetalle im Boden

Die meisten Schwermetalle wie Blei, Nickel und Kadmium kommen natürlicherweise in sehr geringen Konzentrationen im Boden der Erde vor. Industrielle Prozesse haben jedoch zu einem Anstieg der Schwermetalle in unseren Böden geführt, manchmal in Konzentrationen, die die menschliche Gesundheit gefährden. Krebs, Organschäden, Entwicklungsverzögerungen oder Beeinträchtigungen irgendeines Körperteils, einschließlich des Nerven- und Fortpflanzungssystems, wurden mit der Toxizität von Schwermetallen in Verbindung gebracht.

Es ist unerlässlich, diese potenzielle Bedrohung zu verstehen, wenn man sein eigenes Obst und Gemüse anbaut. Auch wenn viele Arten von Lebensmitteln keine hohen Mengen an Schwermetallen absorbieren, nehmen sie dennoch einige davon auf. Je höher der Schwermetallgehalt im Boden ist, desto höher sind die in der Nahrung enthaltenen Mengen. Wurzel- und Blattgemüse nehmen in der Regel mehr Schwermetalle auf, weshalb hier Vorsicht geboten ist. Vor dem Verzehr von Gartennahrung sollte jeglicher Schmutz abgewaschen werden. Wenn Kinder im Garten spielen, müssen sie gewarnt werden, keine Erde in den Mund zu nehmen. Ihr Nervensystem ist noch nicht voll entwickelt und ist anfälliger für geringere Mengen dieser Schadstoffe.

Wenn Schwermetalle im Boden Anlass zur Besorgnis geben, müssen Schritte zur Verbesserung der Bedingungen unternommen werden, um Ernte und Menschen zu schützen. Dazu gibt es mehrere Optionen. Der alte Boden kann mit Unkrautfolie bedeckt und darauf eine Schicht neuer, nicht kontaminierter Erde ausgebreitet werden. Alternativ kann organisches Material wie Kompost oder Dung hinzugefügt werden, um die Schadstoffe im Boden zu verdünnen.

Ein anderer, neuer Ansatz besteht darin, Pflanzen hinzuzufügen, die Schwermetalle aus dem Boden absorbieren. Aloe vera tut dies. Es hat sich gezeigt, dass Aloe vera kontaminierten Boden säubert, indem sie Blei, Nickel, Kupfer, Kadmium und Chrom III und VI aufnimmt und in den Blättern speichert.[117] Die Pflanzung von Aloe rund um den Garten kann die Schwermetallbelastung des Gartenbodens stark reduzieren und den Anbau von zum Verzehr geeigneten Lebensmitteln ermöglichen.

Ölflecken

Heißes Öl kann aus einer Pfanne auf die Kleidung spritzen und dunkle Flecken hinterlassen, die sehr schwer zu entfernen sind. Speiseöle sind aber nicht das einzige Problem. Öle in Produkten wie Lotionen, Salben und Motoröl können Kleidung ruinieren, wenn sie nicht richtig behandelt werden.

Um Ölflecken zu entfernen, sollte das Kleidungsstück 30 Minuten lang in Wasser eingeweicht werden. Danach kann frisches Aloe-vera-Gel aus einem Blatt auf den Fleck gegeben und sanft in kreisenden Bewegungen eingerieben werden. Die Aloe dringt in die Fasern ein und löst das Öl. Der Stoff kann dann mit klarem Wasser abgespült und an der Luft getrocknet werden. Hohe Hitze im Wäschetrockner sollte vermieden werden, weil sich der Fleck dadurch festsetzen kann, falls er nicht vollständig entfernt wurde. Wenn der Fleck nach dem Lufttrocknen immer noch schwach zu sehen ist, den Vorgang wiederholen.

Papierkleber

Leime werden seit Tausenden von Jahren verwendet und wurden in ägyptischen Holzmöbeln und römischen sowie griechischen Fliesenböden gefunden. Sie werden aus organischen Verbindungen mit klebrigen Eigenschaften gewonnen, die Oberflächen zusammenhalten können. Die ältesten Leime wurden aus Kollagen hergestellt, das aus Haut, Knochen und anderem Bindegewebe gewonnen wurde. Später wurden andere klebrige tierische Proteine wie Kasein aus Milch und Albumin aus Blut entdeckt. Auch Pflanzen haben klebrige Verbindungen. Agar, Algin und Gummiarabikum sind einige wenige, die aus Pflanzen extrahiert und zur Herstellung von Klebstoffen verwendet wurden. Heute hat Klebstoff unzählige Anwendungen und wird von Schulkindern bis hin zur Industrie verwendet.

Klebstoff kann relativ preiswert gekauft werden. Die am häufigsten im Haushalt verwendeten Klebstoffe beruhen jedoch oft auf Erdöl- oder Lösungsmittelbasis mit einer Vielzahl schädlicher Chemikalien, die Haut- und Atemwegsreizungen verursachen können. Um diese Probleme zu vermeiden, kann Aloe vera als Komponente in selbst hergestelltem Papierkleber verwendet werden. Das innere Gel der Blätter hat im feuchten Zustand eine klebrige Konsistenz. Zur Herstellung des Klebers kann man zu gleichen Teilen Aloe-vera-Gel, Wasser, Backpulver, Essig und Milchpulver verwenden.[118] Pinsel in den Klebstoff tauchen und diesen damit auf der Papieroberfläche verteilen.

Luftreiniger

Raumluftqualität bezeichnet den Zustand der Luft in unseren Wohnungen, an unseren Arbeitsplätzen, in Einkaufszentren oder anderen Gebäuden. Diese Luft wird von den Bewohnern eingeatmet und hat somit Auswirkungen auf deren Gesundheit. Schlechte Luft enthält Schadstoffe, die die Funktionen des Körpers beeinträchtigen und sich als Kopfschmerzen, Schwindel oder Müdigkeit äußern können. Jeder Mensch reagiert anders auf Schadstoffe in der Raumluft, und manche reagieren empfindlicher als andere. Bei Personen mit Asthma oder Atembeschwerden kann es zu einer Verschlimmerung der Symptome kommen. Das Immunsystem kann beim Versuch, den Körper von diesen Schadstoffen zu befreien, überlastet werden, was zu einer Vielzahl von Problemen führen kann, darunter häufige Erkältungen oder allgemeines Unwohlsein. Langzeitexposition kann sogar zu Herzkrankheiten und Krebs beitragen. Häufige Luftschadstoffe in Innenräumen sind Kohlenmonoxid, Tabak- und Passivrauch, Blei, Asbest, Radon, Formaldehyd und Schimmel. Auch die Verwendung von Reinigungsprodukten auf chemischer Basis, von Pestiziden, Aerosolen und Kaminen trägt zu einer schlechten Luftqualität bei. Die Beseitigung der Quellen dieser Schadstoffe und eine bessere Belüftung in Häusern und Gebäuden verbessert die Luftqualität.

Es ist bekannt, dass Pflanzen tagsüber Kohlendioxid aufnehmen und Sauerstoff abgeben. Die Aloe vera ist insofern ungewöhnlich, als sie diesen Prozess anders als die meisten anderen Pflanzen auch während der Nacht durchführt. Eine Aloe-Pflanze im Schlafzimmer könnte die Sauerstoffzufuhr erhöhen und es den Körperzellen ermöglichen, ihre Funktionen mit einer höheren Geschwindigkeit auszuführen. Aloe kann auch giftiges Formaldehyd, Benzol und Trichlorethylen wieder aus der Luft entfernen. Eines oder mehrere dieser Gifte finden sich in Haushaltsreinigern, Farben, Klebstoffen, Pestiziden und Zigarettenrauch. Experten empfehlen daher, eine Aloe-vera-Pflanze pro 100 Quadratmeter Fläche im Haus aufzustellen.

Badreiniger

Toiletten, Waschbecken, Duschen, Badewannen und Badezimmerböden können ein Nährboden für Bakterien, Viren und Pilze sein, wenn sie nicht häufig und gründlich gereinigt werden. Auf Toilettensitzen findet man zum Beispiel etwa 50 Bakterien pro 7 Quadratzentimeter. Das mag viel erscheinen, ist es aber in Wirklichkeit nicht, wenn man bedenkt, dass der menschliche Körper 100 Billionen Mikroben beherbergt. Die gute Nachricht lautet, dass nur ein sehr kleiner Prozentsatz dieser Keime pathogen ist, also Krankheiten verursachen kann. Es gibt aber auch schädliche Bakterien und Viren, die unschöne Folgen haben können.

Gastrointestinale und lebensmittelbedingte Viren können auf festen Oberflächen bis zu eine Woche lang überleben, und sie können Durchfall und Erbrechen auslösen, wenn sie von ahnungslosen Personen aufgenommen werden. Eine Infektion kann ganz einfach damit beginnen, dass man eine Toilettenspülung betätigt und dann den Mund, die Nase oder die Augen berührt und somit einen Krankheitserreger von den Händen überträgt. Andere Organismen können Fußpilz verursachen (wenn man barfuß im Badezimmer geht) oder Asthma oder Allergien verschlimmern. Daher sollte man sich nach dem Toilettengang immer die Hände waschen und Zahnbürsten regelmäßig sterilisieren. Duschtücher sollten zweimal pro Woche und Handtücher jeden zweiten Tag gewaschen werden. Es gibt viele Produkte, die speziell für die Desinfektion von Badezimmern angeboten werden. Sie enthalten oft Inhaltsstoffe, die die Atemwege beeinträchtigen, Hautreizungen verursachen und zu Allergien führen. Andere Inhaltsstoffe sind biologisch schwer abbaubar und können die Wassersysteme verschmutzen.

Alle natürlichen Reinigungsmittel ohne schädliche Chemikalien können zur Beseitigung von Bakterien, Viren und Pilzen verwendet werden, die auf Toilettensitzen, in der Toilettenschüssel und auf jeder anderen Oberfläche im Badezimmer lauern. Aloe vera erwies sich als Desinfektionsmittel sogar noch wirksamer als eine zehnprozentige Wasserstoffperoxidlösung und eine fünfprozentige Natriumhypochloritlösung.[119] Diese werden häufig als antimikrobielle Mittel zu Dekontaminierungszwecken eingesetzt.

Aloe-vera-Badezimmerreiniger

- 120 ml Wasser
- 60 ml Essig
- 60 ml Aloe-vera-Gel
- 15 Tropfen ätherisches Zitronenöl

1. Alle Zutaten in einer Sprühflasche aus Glas mischen. Wird frisches Aloe-Gel direkt aus der Pflanze verwendet, dieses zunächst in einem Mixer geschmeidig rühren.
2. Mischung auf Oberflächen aufsprühen, einige Minuten einwirken lassen und dann mit einem sauberen Tuch abwischen.

Limonade

Limonade ist ein beliebtes Sommergetränk, das aus Zitronen, Zucker und Wasser hergestellt wird. In den USA verkaufen Kinder oft selbst gemachte Limonade an Ständen am Ende ihrer Einfahrten, um ein wenig Geld zu verdienen und gleichzeitig ihre Nachbarn mit kühlen, süßen Erfrischungen zu versorgen. Auch wenn die Limonade sehr amerikanisch anmutet, geht man davon aus, dass sie eigentlich von den Ägyptern stammt, obwohl einige auch behaupten, dass die Entdeckung den Franzosen zuzuschreiben ist. Heute kann Limonade säuerlich, süß, klar oder trüb, gelb oder rosa, mit oder ohne Kohlensäure sein.

Der Zusatz von Aloe-vera-Gel zu Limonade verstärkt die ernährungsphysiologischen und gesundheitlichen Vorteile dieses Getränks, ohne den Geschmack zu verändern. Aloe setzt sich aus Mineralien, Vitaminen, Proteinen, Kohlenhydraten und Fetten zusammen. Aloe enthält über 75 biologisch aktive Verbindungen, die Entzündungen lindern, das Immunsystem stimulieren und dabei helfen, Bakterien, Viren und Pilze zu zerstören. Aloe kann auch zur Wundheilung, zur Behandlung von Diabetes, zur Vorbeugung gegen Tumorwachstum und zur Besserung von Arthritis beitragen.

Aloe-vera-Limonade

- 960 ml gefiltertes Wasser
- 225 g Zucker
- 240 ml frischer Zitronensaft
- 120 ml frisches Aloe-vera-Blattgel (die großen Blätter, die im Lebensmittelgeschäft erhältlich sind)

1. In einem Topf 240 ml Wasser mit dem Zucker erhitzen.
2. Ständig rühren, bis der Zucker sich vollständig aufgelöst hat.
3. Lösung abkühlen lassen und den frischen Zitronensaft hinzufügen. Gut umrühren.
4. Auf einem Schneidebrett ein Aloe-Blatt der Länge nach durchschneiden. Das innere Gel mit einem Löffel auskratzen.
5. Gel mit 120 ml Wasser mischen und verrühren.
6. Gel-Wasser-Mischung und das restliche Wasser zur Wasser-Zucker-Zitronen-Lösung geben.
7. Mehrere Stunden in den Kühlschrank stellen, bis die Limonade erkaltet ist.
8. Für zusätzliche Süße mehr Zucker zugeben. Für eine säuerliche Note mehr Zitronensaft zugeben.

Über die Autorin

Susan Branson erwarb einen Bachelorabschluss in Biologie an der St. Francis Xavier University in Antigonish und anschließend einen Master of Science in Toxikologie an der University of Ottawa. Von dort aus arbeitete sie in der Feldforschung, in der Laborforschung, als Autorin und als Verwaltungskraft. Nach der Geburt ihres zweiten Kindes nahm sie sich eine Auszeit und blieb zu Hause. Neben ihrer Tätigkeit als Hausfrau nahm sie auch Geigenunterricht, belegte Fotografiekurse, erwarb ein Diplom in kreativem Schreiben und wurde schließlich ganzheitliche Ernährungsberaterin. Susan Branson ist Mitglied der Alumni-Vereinigung von CSNN, Kanadas führender Schule für ganzheitliche Ernährung.

Quellenverzeichnis

1 Vogler, B. K. und E. Ernst (1999) Aloe vera: a systematic review of its clinical effectiveness. *British Journal of General Practice* 49: S. 823–828

2 Langmead, L., R. M. Feakins, S. Goldthorpe, H. Holt, E. Tsironi, A. De Silva, D. P. Jewell und D. S. Rampton (2004) Randomized, double-blind, placebo-controlled trial of oral Aloe vera gel for active ulcerative colitis. *Alimentary Pharmacology & Therapeutics* 19: S. 739–747

3 Li, S. W., T. C. Yang, C. C. Lai, S. H. Huang, J. M. Liao, L. Wan, Y. J. Lin und C. W. Lin (2014) Antiviral activity of aloe-emodin against influenza A virus via galectin-3 up-regulation. *European Journal of Pharmacology* 738: S. 125–132

4 Halder, S., A. K. Mehta und P. K. Mediratta (2012) Augmented humoral immune response and decreased cell-mediated immunity by Aloe vera in rats. *Inflammopharmacology* 20: S. 343–346

5 Gupta, R. K., D. Gupta, D. J. Bhaskar, A. Yadav, K. Obaid und S. Mishra (2014) Preliminary antiplaque efficacy of Aloe vera mouthwash on 4 day plaque re-growth model: randomized control trial. *Ethiopian Journal of Health Sciences* 24 (2): S. 139–144

6 Pradeep, A. R., E. Agarwal und S. B. Naik (2012) Clinical and microbiologic effects of commercially available dentifrice containing Aloe vera: a randomized controlled clinical trial. *Journal of Periodontology* 83: S. 797–804

7 Bernardes, I., M. P. Felipe Rodrigues, G. K. Bacelli, E. Munin, L. P. Alves und M. S. Costa (2012) Aloe vera extract reduces both growth and germ tube formation by Candida albicans. *Mycoses* 55 (3): S. 257–261

8 Das, S., B. Mishra, K. Gill, M. S. Ashraf, A. K. Singh, M. Sinha, S. Sharma, I. Xess, K. Dalal, T. P. Singh und S. Dey (2011) Isolation and characterization of novel protein with anti-fungal and anti-inflammatory properties from Aloe vera leaf gel. *International Journal of Biological Macromolecules* 48 (1): S. 38–43

9 Khatri, S. G., S. R. Samuel, S. Acharya und S. T. Patil (2017) Antiplaque, antifungal effectiveness of Aloe vera among intellectually disabled adolescents: pilot study. *Pediatric Dentistry* 39 (7): S. 434–438

10 Mansourian, A., F. Momen-Heravi, M. Saheb-Jamee, M. Esfehani, O. Khalilzadeh und J. Momen-Beitollahi (2011) Comparison of Aloe vera mouthwash with triamcinolone acetonide 0.1% on oral lichen planus: a randomized double-blinded clinical trial. *American Journal of Medical Science* 342: S. 447–451

11 Reddy, R. L., R. S. Reddy, T. Ramesh, T. R. Singh, L. A. Swapna und N. V. Laxmi (2012) Randomized trial of Aloe vera gel vs triamcinolone

acetonide ointment in the treatment of oral lichen planus. *Quintessence International* 43 (9): S. 793–800
12 Rajar, U. D., R. Majeed, N. Parveen, I. Sheikh und C. Sushel (2008) Efficacy of Aloe vera gel in the treatment of vulval lichen planus. *Journal of College of Physicians and Surgeons Pakistan* 18: S. 612–614
13 Sydiskis, R. J., D. G. Owen, J. L. Lohr, K. H. Rosler und R. N. Blomster (1991) Inactivation of enveloped viruses by anthraquinones extracted from plants. *Antimicrobial Agents and Chemotherapy* 35 (12): S. 2463–2466
14 Pandey, R. und A. Mishra (2010) Antibacterial activities of crude extract of Aloe barbadensis to clinically isolated bacterial pathogens. *Applied Biochemistry and Biotechnology* 160 (5): S. 1356–1361
15 Jain, S., N. Rathod, R. Nagi, J. Sur, A. Laheji, N. Gupta, P. Agrawal und S. Prasad (2016) Antibacterial effect of Aloe vera gel against oral pathogens: an in-vitro study. *Journal of Clinical and Diagnosis Research* 10 (11): S. ZC41–44
16 Yoo, E. A., S. D. Kim, W. M. Lee, H. J. Park, S. K. Kim, J. Y. Cho, W. Min und M. H. Rhee (2008) Evaluation of antioxidant, antinociceptive, and anti-inflammatory activities of ethanol extracts from Aloe saponaria Haw. *Phytotherapy Research* 22 (10): S. 1389–1395
17 Obalum, D. C. und C. N. Ogo (2011) Usage of complementary and alternative medicine (CAM) among osteoarthritis patients attending an urban multi-specialist hospital in Lagos, Nigeria. *Nigerian Postgraduate Medical Journal* 18 (1): S. 44–47
18 National Cancer Institute: https://www.cancer.gov/publications/dictionaries/ cancer-terms/def/aloe-emodin
19 Hashiguchi, M., K. Suzuki, K. Kaneko und I. Nagaoka (2017) Effect of aloe-emodin on the proliferation and apoptosis of human synovial MH7A cells; a comparison with methotrexate. *Molecular Medicine Reports* 15 (6): S. 4398–4404
20 Panahi, Y., H. Khedmat, G. Valizadegan, R. Mohtashami und A. Sahebkar (2015) Efficacy and safety of Aloe vera syrup for the treatment of gastroesophageal reflux disease: a pilot randomized positive-controlled trial. *Journal of Traditional Chinese Medicine* 35 (6): S. 632–636
21 Eamlamnam, K., S. Patumraj und N. Visedopas (2006) Effects of Aloe vera and sucralfate (antacid to treat ulcers) on gastric microcirculatory changes, cytokine levels and gastric ulcer healing in rats. *World Journal of Gastroenterology* 12: S. 2034–2039
22 Keshavarzi, Z., T. M. Rezapour, M. Vatanchian, M. Zare Hesari, H. Nabizade Haghighi, M. Izanlu, M. Sabaghian und K. Shahveisi (2014) The effects of aqueous extract of Aloe vera leaves on the gastric acid secretion and brain and intestinal water content following acetic acid-induced gastric ulcer in male rats. *Avicenna Journal of Phytomedicine* 4 (2): S. 137–143
23 Cellini, L., S. Di Bartolomeo, E. Di Campli, S. Genovese, M. Locatelli und M. Di Giulio (2014) In vitro activity of Aloe vera inner gel against

Helicobacter pylori strains. *Letters in Applied Microbiology* 59 (1): S. 43–48

24 Sujatha, T., S. Abhinaya, J. Sunder, M. Thangapandian und A. Kundu (2017) Efficacy of early chick nutrition with Aloe vera and Azadirachta indica on gut health and histomorphometry in chicks. *Veterinary World* 10 (6): S. 569–573

25 Athiban, P., B. Borthakur, S. Ganesan und B. Swathika (2012) Evaluation of antimicrobial efficacy of Aloe vera and its effectiveness in decontaminating gutta percha cones. *Journal of Conservative Dentistry* 15: S. 246–248

26 Langmead, L., R. M. Feakins, S. Goldthorpe, H. Holt, E. Tsironi, A. De Silva, D. P. Jewell und D. S. Rampton (2004) Randomized, double-blind, placebo-controlled trial of oral Aloe vera gel for active ulcerative colitis. *Alimentary Pharmacology & Therapeutics* 19 (7): S. 739–747

27 Rajasekaran, S., K. Ravi, K. Sivagnanam und S. Subramanian (2006) Beneficial effects of Aloe vera leaf gel extract on lipid profile status in rats with streptozotocin diabetes. *Clinical and Experimental Pharmacology and Physiology* 33 (3): S. 232–237

28 Misawa, E., M. Tanaka und K. Nomaguchi (2012) Oral ingestion of Aloe vera phytosterols alters hepatic gene expression profiles and ameliorates obesity-associated metabolic disorders in zucker diabetic fatty rats. *Journal of Agricultural and Food Chemistry* 60: S. 2799–2806

29 Nomaguchi, K., M. Tanaka, E. Misawa, M. Yamada, T. Toida, K. Iwatsuki, T. Goto und T. Kawada (2011) Aloe vera phytosterols act as ligands for PPAR and improve the expression levels of PPAR target genes in the livers of mice with diet-induced obesity. *Obesity Research & Clinical Practice* 5 (3): S. e190–e201

30 Cui, Y., Q. Ye, H. Wang, Y. Li, W. Yao und H. Qian (2014) Hepatoprotective potential of Aloe vera polysaccharides against chronic alcohol-induced hepatotoxicity in mice. *Journal of the Science of Food and Agriculture* 94 (9): S. 1764–1771

31 Saka, W. A., R. E. Akhigbe, O. S. Ishola, E. A. Ashamu, O. T. Olayemi und G. E. Adeleke (2011) Hepatotherapeutic effect of Aloe vera in alcohol-induced hepatic damage. *Pakistan Journal of Biological Sciences* 14 (14): S. 742–746

32 Eshghi, F., S. J. Hosseinimehr, N. Rahmani, M. Khademloo, M. S. Norozi und O. Hojati (2010) Effects of Aloe vera cream on posthemorrhoidectomy pain and wound healing: results of a randomized, blind, placebo-control study. *Journal of Alternative and Complementary Medicine* 16: S. 647–650

33 Syed, T. A., M. Afzal und A. S. Ashfaq (1997) Management of genital herpes in men with 0.5% Aloe vera extract in a hydrophilic cream. A placebo-controlled double-blind study. *Journal of Dermatological Treatment* 8 (2): S. 99–102

34 Meng, S., Q. Deng, C. Feng, Y. Pan und Q. Chang (2015) Effects of massage treatment combined with topical cactus and Aloe on puerperal milk stasis. *Breast Disease* 35 (3): S. 173–178

35 Ogunshe, A. A., O. A. Omotoso und T. M. Akindele (2011) Soaps and germicides as adjunct topical antimycotic agents on Candida species implicated in vulvovaginal candidiasis. *East African Journal of Public Health* 8 (2): S. 112–118

36 Das, S., B. Mishra, K. Gill, M. S. Ashraf, A. K. Singh, M. Sinha, S. Sharma, I. Xess, K. Dalal, T. P. Singh und S. Dey (2011) Isolation and characterization of novel protein with anti-fungal and anti-inflammatory properties from Aloe vera leaf gel. *International Journal of Biological Macromolecules* 48 (1): S. 38–43

37 Khatri, S. G., S. R. Samuel, S. Acharya und S. T. Patil (2017) Antiplaque, antifungal effectiveness of Aloe vera among intellectually disabled adolescents: pilot study. *Pediatric Dentistry* 39 (7): S. 434–438

38 Huseini, H. F., S. Kianbakht, R. Hajiaghaee und F. H. Dabaghian (2012) Anti-hyperglycemic and anti-hypercholesterolemic effects of Aloe vera leaf gel in hyperlipidemic type 2 diabetic patients: a randomized double-blind placebo-controlled clinical trial. *Planta Medica* 78: S. 311–316

39 Huseini, H. F., S. Kianbakht, R. Hajiaghaee und F. H. Dabaghian (2012) Anti-hyperglycemic and anti-hypercholesterolemic effects of Aloe vera leaf gel in hyperlipidemic type 2 diabetic patients: a randomized double-blind placebo-controlled clinical trial. *Planta Medica* 78: S. 311–316

40 Tanaka, M., E. Misawa und Y. Ito (2006) Identification of five phytosterols from Aloe vera gel as anti-diabetic compounds. *Biological and Pharmaceutical Bulletin* 29: S. 1418–1422

41 Choi, H. C., S. J. Kim, K. Y. Son, B. J. Oh und B. L. Cho (2013) Metabolic effects of Aloe vera gel complex in obese prediabetes and early non-treated diabetic patients: randomized controlled trial. *Nutrition* 29: S. 1110–1114

42 Huseini, H. F., S. Kianbakht, R. Hajiaghaee und F. H. Dabaghian (2012) Anti-hyperglycemic and anti-hypercholesterolemic effects of Aloe vera leaf gel in hyperlipidemic type 2 diabetic patients: a randomized double-blind placebo-controlled clinical trial. *Planta Medica* 78: S. 311–316

43 Mirshafiey, A., B. Aghily, S. Namaki, A. Razavi, A. Ghazavi, P. Ekhtiari und G. Mosayebi (2010) Therapeutic approach by Aloe vera in experimental model of multiple sclerosis. *Immunopharmacology and Immunotoxicology* 32 (30): S. 410–415

44 Rathor, N., T. Arora, S. Manocha, A. N. Patil, P. K. Mediratta und K. K. Sharma (2014) Anticonvulsant activity of Aloe vera leaf extract in acute and chronic models of epilepsy in mice. *Journal of Pharmacy and Pharmacology* 66 (3): S. 477–485

45 Rathor, N., T. Arora, S. Manocha, A. N. Patil, P. K. Mediratta und K. K. Sharma (2014) Anticonvulsant activity of Aloe vera leaf extract in acute and chronic models of epilepsy in mice. *Journal of Pharmacy and Pharmacology* 66 (3): S. 477–485

46 Suboj, P., S. Babykutty, D. R. Valiyaparambil Gopi, R. S. Nair, P. Srinivas und S. Gopala (2012) Aloe emodin inhibits colon cancer cell migration/ angiogenesis by downregulating MMP-2/9, RhoB and VEGF via reduced

DNA binding activity of NF-κB. *European Journal of Pharmaceutical Sciences* 45: S. 581–591

47 Hussain, A., C. Sharma, S. Khan, K. Shah und S. Haque (2015) Aloe vera inhibits proliferation of human breast and cervical cancer cells and acts synergistically with cisplatin. *Asian Pacific Journal of Cancer Prevention* 16 (7): S. 2939–2946

48 Hussain, A., C. Sharma, S. Khan, K. Shah und S. Haque (2015) Aloe vera inhibits proliferation of human breast and cervical cancer cells and acts synergistically with cisplatin. *Asian Pacific Journal of Cancer Prevention* 16 (7): S. 2939–2946

49 Mansouri, P., M. Haghighi, N. Beheshtipour und M. Ramzi (2016) The effect of Aloe vera solution on chemotherapy-induced stomatitis in clients with lymphoma and leukemia: a randomized controlled clinical trial. *International Journal of Community Based Nursing and Midwifery* 4 (2): S. 119–126

50 Sahebjamee, M., A. Mansourian, M. Hajimirzamohammad, M. T. Zadeh, R. Bekhradi, A. Kazemian, S. Manifar, S. Ashnagar und K. Doroudgar (2015) Comparative efficacy of Aloe vera and benzydamine mouthwashes on radiation-induced oral mucositis: a triple-blind, randomised, controlled clinical trial. *Oral Health & Preventive Dentistry* 13 (4): S. 309–315

51 Halder, S., A. K. Mehta und P. K. Mediratta (2013) Aloe vera improves memory and reduces depression in mice. *Nutritional Neurosciences* 16 (6): S. 250–254

52 Tabatabaei, S. R. F., S. Ghaderi, M. Bahrami-Tapehebur, Y. Farbood und M. Rashno (2017) Aloe vera gel improves behavioral deficits and oxidative status in streptozotocin-induced diabetic rats. *Biomedicine & Pharmacotherapy* 96: S. 279–290

53 Hajheydari, Z., M. Saeedi, K. Morteza-Semnani und A. Soltani A. (2014) Effect of Aloe vera topical gel combined with tretinoin in treatment of mild and moderate acne vulgaris: a randomized, double-blind, prospective trial. *Journal of Dermatological Treatment* 25 (2): S. 123–129

54 Bhalang, K., P. Thunyakitpisal und N. Rungsirisatean N. (2013) Acemannan, a polysaccharide extracted from Aloe vera, is effective in the treatment of oral aphthous ulceration. *Journal of Alternative and Complementary Medicine* 19 (5): S. 429–434

55 Babaee, N., E. Zabihi, S. Mohseni und A. A. Moghadamnia (2012) Evaluation of the therapeutic effects of Aloe vera gel on minor recurrent aphthous stomatitis. *Dental Research Journal* (Isfahan) 9: S. 381–385

56 Rezazadeh, F., M. Moshaverinia, M. Motamedifar und M. Alyaseri (2016) Assessment of anti HSV-1 activity of Aloe vera gel extract: an in vitro study. *Journal of Dentistry* (Shiraz) 17 (1): S. 49–54

57 López-Jornet, P., F. Camacho-Alonso und D. Molino-Pagan (2013) Prospective, randomized, double-blind, clinical evaluation of Aloe vera Barbadensis, applied in combination with a tongue protector to treat burning mouth syndrome. *Journal of Oral Pathology & Medicine* 42 (4): S. 295–301

58 Fani, M. und J. Kohanteb (2012) Inhibitory activity of Aloe vera gel on some clinically isolated cariogenic and periodontopathic bacteria. *Journal of Oral Science* 54: S. 15–21

59 Poor, M. R., J. E. Hall und A. S. Poor (2002) Reduction in the incidence of alveolar osteitis in patients treated with the SaliCept patch, containing acemannan hydrogel. *Journal of Oral & Maxillofacial Surgery* 60 (4): S. 374–379

60 https://pubmed.ncbi.nlm.nih.gov/11928091/

61 Kaya, G. S., G. Yapici, Z. Savaş und M. Güngörmüş M. (2011) Comparison of alvogyl, SaliCept patch, and low-level laser therapy in the management of alveolar osteitis. *Journal of Oral and Maxillofacial Surgery* 69: S. 1571–1577

62 Nimma, V. L., H. V. Talla, J. K. Bairi, M. Gopaldas, H. Bathula und S. Vangdoth (2017) Holistic healing through herbs: effectiveness of Aloe vera on post extraction socket healing. *Journal of Clinical and Diagnostic Research* 11 (3): S. ZC83–ZC86

63 Jittapiromsak, N., D. Sahawat, W. Banlunara, P. Sangvanich und P. Thunyakitpisal (2010) Acemannan, an extracted product from Aloe vera, stimulates dental pulp cell proliferation, differentiation, mineralization, and dentin formation. *Tissue Engineering*, Part A 16: S. 1997–2006

64 Coppe, C., Y. Zhang und P. K. Den Besten (2009) Characterization of primary dental pulp cells in vitro. *Pediatric Dentistry* 31 (7): S. 467–471

65 Jittapiromsak, N., D. Sahawat, W. Banlunara, P. Sangvanich und P. Thunyakitpisal (2010) Acemannan, an extracted product from Aloe vera, stimulates dental pulp cell proliferation, differentiation, mineralization, and dentin formation. *Tissue Engineering*, Part A 16: S. 1997–2006

66 Finberg, M. J., G. L. Muntingh und C. E. van Rensburg (2015) A comparison of the leaf gel extracts of Aloe ferox and Aloe vera in the topical treatment of atopic dermatitis in Balb/c mice. *Inflammopharmacology* 23 (6): S. 337–341

67 Laske, N. und B. Niggemann (2004) Does the severity of atopic dermatitis correlate with serum IgE levels?. *Pediatric Allergy and Immunology* 15 (1): S. 86–88

68 Syed, T. A., S. A. Ahmad, A. H. Holt, S. A. Ahmad, S. H. Ahmad und M. Afzal (1996) Management of psoriasis with Aloe vera extract in a hydrophilic cream: a placebo-controlled, double-blind study. *Tropical Medicine & International Health* 1: S. 505–509

69 Choonhakarn, C., P. Busaracome, B. Sripanidkulchai, P. Sarakarn (2010) A prospective, randomized clinical trial comparing topical Aloe vera with 0.1% triamcinolone acetonide in mild to moderate plaque psoriasis. *Journal of the European Academy of Dermatology and Venereology* 24: S. 168–172

70 Banu, A. (2012) Efficacy of fresh Aloe vera gel against multi drug resistant bacteria in infected leg ulcers. *Australasian Medical Journal* 5: S. 305–309

71 Miller, M. B. und P. J. Koltai (1995) Treatment of experimental frostbite with pentoxifylline and Aloe vera cream. *Archives of Otolaryngology – Head and Neck Surgery* 121 (6): S. 678–680

72 Maenthaisong, R., N. Chaiyakunapruk, S. Niruntraporn und C. Kongkaew (2007) The efficacy of Aloe vera used for burn wound healing: a systematic review. *Burns* 33 (6): S. 713–718

73 Shahzad, M. N. und N. Ahmed (2013) Effectiveness of Aloe vera gel compared with 1% silver sulphadiazine cream as burn wound dressing in second degree burns. *Journal of the Pakistan Medical Association* 63: S. 225–230

74 Rodrigues, D., A. C. Viotto, R. Checchia, A. Gomide, D. Severino, R. Itri, M. S. Baptista und W. K. Martins (2016) Mechanism of Aloe vera extract protection against UVA: shelter of lysosomal membrane avoids photodamage. *Photochemical & Photobiological Sciences* 15 (3): S. 334–350

75 Korac, R. und K. Khambholja (2011) Potential of herbs in skin protection from ultraviolet radiation. *Pharmacognosy Reviews* 5: S. 164–173

76 Saini, D. K. und M. R. Saini (2011) Evaluation of radioprotective efficacy and possible mechanism of action of Aloe gel. *Environmental Toxicology and Pharmacology* 3: S. 427–435

77 Sahebnasagh, A., A. Ghasemi, J. Akbari, A. Alipour, H. Lashkardoost, S. Ala und E. Salehifar (2017) Successful treatment of acute radiation proctitis with Aloe vera: a preliminary randomized controlled clinical trial. *Journal of Alternative & Complementary Medicine* 23 (11): S. 858–865

78 Panahi, Y., M. R. Sharif, A. Sharif, F. Beiraghdar, Z. Zahiri, G. Amirchoopani, E. T. Marzony und A. Sahebkar (2012) A randomized comparative trial on the therapeutic efficacy of topical Aloe vera and Calendula officinalis on diaper dermatitis in children. *Scientific World Journal* 2012: 810234

79 Bernardes, I., M. P. Felipe Rodrigues, G. K. Bacelli, E. Munin, L. P. Alves und M. S. Costa (2012) Aloe vera extract reduces both growth and germ tube formation by Candida albicans. *Mycoses* 55 (3): S. 257–261

80 Eshghi F., S. J. Hosseinimehr, N. Rahmani, M. Khademloo, M. S. Norozi und O. Hojati (2010) Effects of Aloe vera cream on posthemorrhoidectomy pain and wound healing: results of a randomized, blind, placebo-control study. *The Journal of Alternative and Complementary Medicine* 16: S. 647–650

81 Tarameshloo, M. und M. Norouzian (2012) Aloe vera gel and thyroid hormone cream may improve wound healing in Wistar rats. *Anatomy & Cell Biology* 45: S. 170–177

82 Ali, J., A. Khan, S. Kotta, S. Ansari, R. Sharma und A. Kumar (2013) Formulation development, optimization and evaluation of Aloe vera gel for wound healing. *Pharmacognosy Magazine* 9: S. 6–10

83 Choi, H. C., S. J. Kim, K. Y. Son, B. J. Oh und B. L. Cho (2013) Metabolic effects of Aloe vera gel complex in obese prediabetes and early non-treated diabetic patients: randomized controlled trial. *Nutrition* 29 (9): S. 1110–1114

84 Choi, H. C., S. J. Kim, K. Y. Son, B. J. Oh und B. L. Cho (2013) Metabolic effects of Aloe vera gel complex in obese prediabetes and early non-treated diabetic patients: randomized controlled trial. *Nutrition* 29 (9): S. 1110–1114

85 Huseini, H. F., S. Kianbakht, R. Hajiaghaee und F. H. Dabaghian (2012) Anti-hyperglycemic and anti-hypercholesterolemic effects of Aloe vera leaf gel in hyperlipidemic type 2 diabetic patients: a randomized double-blind placebo-controlled clinical trial. *Planta Medica* 78: S. 311–316

86 Odes, H. S. und Z. Madar (1991) A double-blind trial of a celandin, Aloe vera and psyllium laxative preparation in adult patients with constipation. *Digestion* 49: S. 65–71

87 Rahmani, N., M. Khademloo, K. Vosoughi und S. Assadpour (2014) Effects of Aloe vera cream on chronic anal fissure pain, wound healing and hemorrhaging upon defection: a prospective double blind clinical trial. *European Review for Medical and Pharmacological Science* 18 (7): S. 1078–1084

88 Chung, J. H., J. C. Cheong, J. Y. Lee, H. K. Roh und Y. N. Cha YN (1996) Acceleration of the alcohol oxidation rate in rats with aloin, a quinone derivative of Aloe. *Biochemical Pharmacology* 52 (9): S. 1461–1468

89 Metro, D., V. Cernaro, M. Papa und S. Benvenga (2018) Marked improvement of thyroid function and autoimmunity by Aloe barbadensis miller juice in patients with subclinical hypothyroidism. *Journal of Clinical and Translational Endocrinology* 11: S. 18–25

90 Halder, S., A. K. Mehta und P. K. Mediratta (2012) Augmented humoral immune response and decreased cell-mediated immunity by Aloe vera in rats. *Inflammopharmacology* 20: S. 343–346

91 Yun, J. M., S. Singh, R. Jialal, J. Rockwood, I. Jialal und S. Devaraj (2010) A randomized placebo-controlled crossover trial of Aloe vera on bioavailability of vitamins C and B(12), blood glucose, and lipid profile in healthy human subjects. *Journal of Dietary Supplements* 7 (2): S. 145–153

92 Vinson, J. A., H. Al Kharrat und L. Andreoli (2005) Effect of Aloe vera preparations on the human bioavailability of Vitamins C and E. *Phytomedicine* 12: S. 760–765

93 Erhabor, J. O. und M. Idu (2017) Aphrodisiac potentials of the ethanol extract of Aloe barbadensis Mill. root in male Wistar rats. *BMC Complementary and Alternative Medicine* 17 (1): S. 360

94 Fox, L. T., J. du Plessis, M. Gerber, S. van Zyl, B. Boneschans und J. H. Hamman (2014) In vivo skin hydration and anti-erythema effects of Aloe vera, Aloe ferox and Aloe marlothii gel materials after single and multiple applications. *Pharmacognosy Magazine* 10 (Suppl 2): S. 392–403

95 Ghafarzadeh, M. und A. Eatemadi (2017) Clinical efficacy of liposome-encapsulated Aloe vera on melasma treatment during pregnancy. *Journal of Cosmetic and Laser Therapy* 19 (3): S. 181–187

96 Hajhashemi, M., M. Rafieian, H. A. Rouhi Boroujeni, S. Miraj, S. Memarian, A. Keivani und F. Haghollahi (2017) The effect of Aloe vera gel and

sweet almond oil on striae gravidarum in nulliparous women. *Journal of Maternal-Fetal and Neonatal Medicine* 19: S. 1–6
97 Tarameshloo, M. und M. Norouzian (2012) Aloe vera gel and thyroid hormone cream may improve wound healing in Wistar rats. *Anatomy & Cell Biology* 45: S. 170–177
98 Nejatzadeh-Barandozi, F. (2013) Antibacterial activities and antioxidant capacity of Aloe vera. *Organic and Medicinal Chemistry Letters* 3: S. 5
99 Surjushe, A., R. Vasani und D. G. Saple (2008) Aloe vera: a short review. *Indian Journal of Dermatology* 53 (4): S. 163–166
100 Surjushe, A., R. Vasani und D. G. Saple (2008) Aloe vera: a short review. *Indian Journal of Dermatology* 53 (4): S. 163–166
101 Khatri, S. G., S. R. Samuel, S. Acharya, S. T. Patil (2017) Antiplaque, anti-fungal effectiveness of Aloe vera among intellectually disabled adolescents: pilot study. *Pediatric Dentistry* 39 (7): S. 434–438
102 George, D., S. S. Bhat und B. Antony (2009) Comparative evaluation of the antimicrobial efficacy of Aloe vera tooth gel and two popular commercial toothpastes: an in vitro study. *General Dentistry* 57 (3): S. 238–241
103 Fox, L. T., M. Gerber, J. L. du Preez, J. du Plessis und J. H. Hamman (2015) Skin permeation enhancement effects of the gel and whole-leaf materials of Aloe vera, Aloe marlothii and Aloe ferox. *Journal of Pharmacy and Pharmacology* 67 (1): S. 96–106
104 Rajpal, V. (2002) Aloe barbadensis Mill/ A. vera Tourn ex Linn. *Standardization of Botanicals: Testing and Extraction Methods of Medicinal Herbs*, New Delhi, Eastern Publishers, S. 11–28
105 Daud, F. S. und S. B. Kulkarni (2011) Comparative evaluation of photo protective effect of Aloe vera Tourn. ex Linn. on UV damage in different Asian hair types. *Indian Journal of Natural Product Resources* 2: S. 179–183
106 Vardy, D. A., A. D. Cohen, T. Tchetov, E. Medvedovsky und A. Biton (1999) A double-blind, placebo-controlled trial of an Aloe vera (A. barbadensis) emulsion in the treatment of seborrheic dermatitis. *Journal of Dermatological Treatment* 10: S. 7–11
107 Jody, P., R. Ebanks, R. Wickett, R. E. Boissy (2009) Mechanisms regulating skin pigmentation: The rise and fall of complexion coloration. *International Journal of Molecular Sciences* 10 (9): S. 4066–4087
108 Tarameshloo, M. und M. Norouzian (2012) Aloe vera gel and thyroid hormone cream may improve wound healing in Wistar rats. *Anatomy & Cell Biology* 45: S. 170–177
109 Arjunan, N., K. Murugan, P. Madhiyazhagan, K. Kovendan, K. Prasannakumar, S. Thangamani und D. R. Barnard (2012) Mosquitocidal and water purification properties of Cynodon dactylon, Aloe vera, Hemidesmus indicus and Coleus amboinicus leaf extracts against the mosquito vectors. *Parasitology Research* 110 (4): S. 1435–1443
110 Sarwar, M. (2013) The inhibitory properties of organic pest control agents against aphid (Aphididae: Homoptera) on canola Brassica napus L. (Brassicaceae) under field environment. *International Journal of*

Scientific Research in Environmental Sciences (IJSRES) 1 (8): S. 195–201

111 Sarwar, M. (2013) The inhibitory properties of organic pest control agents against aphid (Aphididae: Homoptera) on canola Brassica napus L. (Brassicaceae) under field environment. *International Journal of Scientific Research in Environmental Sciences* (IJSRES) 1 (8): S. 195–201

112 Supapvanich, S., P. Mitrsang, P. Srinorkham, P. Boonyaritthongchai und C. Wongs-Aree (2016) Effects of fresh Aloe vera gel coating on browning alleviation of fresh cut wax apple (Syzygium samarangenese) fruit cv. Taaptimjaan. *Journal of Food Science and Technology* 53 (6): S. 2844–2850

113 Brishti, F. H., J. Misir und A. Sarker (2013) Effect of biopreservatives on storage life of papaya fruit (Carica Papaya L.). *Intermational Journal of Food Studies* 2 (1): S. 126–136

114 Ahmed, M. J., Z. Singh und A. S. Khan (2009) Postharvest Aloe vera gel-coating modulates fruit ripening and quality of 'Arctic Snow' nectarine kept in ambient and cold storage. *International Journal of Food Science and Technology* 44 (5): S. 1024–1033

115 Oyelami, O. A., A. Onayemi, O. A. Oyedeji und L. A. Adeyemi (2009) Preliminary study of effectiveness of Aloe vera in scabies treatment. *Phytotherapy Research* 23: S. 1482–1484

116 Oyelami, O. A., A. Onayemi, O. A. Oyedeji und L. A. Adeyemi (2009) Preliminary study of effectiveness of Aloe vera in scabies treatment. *Phytotherapy Research* 23: S. 1482–1484

117 Shokri, F., P. Ziarati und Z. Mousavi (2016) Removal of selected heavy metals from pharmaceutical effluent by Aloe vera L.. *Biomedical and Pharmacology Journal* 9 (2)

118 *Aloe vera as paper glue* (2016) https://studymoose.com/aloe-vera-as-paper-glue-essay

119 Pareek, S., A. Nagaraj, P. Sharma, M. Atri, S. Walia, S. Naidu und A. Yousuf (2013) Disinfection of dental unit water line using Aloe vera: in vitro study. *International Journal of Dentistry* 2013: 618962

Register